EMIL WEBER

Zu den Ursprüngen

oder

Emil und die Weberknechte

Krankheit ALS
Ein RAD-GEBER

© 2019, Emil Weber

Autor: Emil Weber
Umschlaggestaltung, Illustration: myMorawa
weitere Mitwirkende: Die Weberknechte

Verlag: myMorawa von Morawa Lesezirkel GmbH

ISBN: 978-3-99084-535-6 (Hardcover)

Printed in Austria

Zum Autor

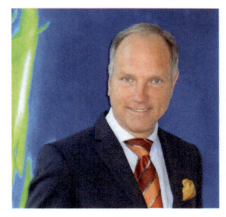

Emil Weber wurde am 1. Oktober 1953 in Toronto, Kanada, als Sohn eines Wieners und einer Kanadierin geboren.

Als er neun Jahre alt war, übersiedelte die Familie nach Österreich.

Nach der Matura immatrikulierte er als damals jüngster Erstsemestriger an der Hochschule für Welthandel und beendete sein Studium der Handelswissenschaften an der Wirtschaftsuniversität 1976.

Die folgenden 20 Berufsjahre waren geprägt von Marketing- und Vertriebsaufgaben bis hin zur Geschäftsführung im High-Tech-Sektor und in der Konsumgüterindustrie. Von 1997 bis zu seiner Pensionierung 2016 arbeitete Weber als selbstständiger Unternehmensberater und leitete dabei Beratungsunternehmen in Wien mit Schwerpunkt auf der Förderung und internationalen Expansion von Innovationen.

Daneben fungierte er als Lektor an der WU, als Vortragender im Rahmen der WKO-Akademie INCITE, und als Aufsichtsrat.

Weber ist verheiratet, hat eine erwachsene Tochter, und wohnt in Wien.

Ende 2016 traten erste Symptome der später diagnostizierten ALS Krankheit auf. Heute verwendet Weber ein Computersystem mit Augensteuerung und Sprachausgabe zum Schreiben bzw. zur Kommunikation.

*Meiner treuen Gattin Regina -
mit ihr nicht alles, aber ohne sie
alles nichts.*

Prolog

Ich bin froh, dass ich diese Zeilen noch schreiben kann. Meine rechte Hand, die richtige, also jene, die die letzten 56 Jahre meine Schreibhand gewesen ist, gibt sukzessive den Geist auf, aber noch vermag ich mit ihr auf der Tatstatur meines Laptops die linke unterstützen. Darum: carpe diem, wie wir Altgriechen zu sagen pflegen.

Unsere „Tour der Pannen" durch die Schluchten des Balkans in Bosnien im September 2016 würde die letzte sein, die ich zu planen gedachte. So tat ich während dieser Tour meinen Freunden kund. „Warum?" fragten Georg und Rudi erstaunt, wo wir doch gerade gemeinsam einiges erlebt und recht gut überstanden hatten (siehe Berichte Dracultour 2015, Transslovenia und Tour der Pannen 2016). So ganz genau wusste ich es auch nicht, es war eher ein Bauchgefühl, eine unbestimmte Unsicherheit, subkutan, schwer auszuloten, einfach ein Unbehagen beim Gedanken, technisch schwierige Abfahrten bewältigen zu müssen.

Und schon 2015 hatte ein Projekt in meinem Kopf herumzugeistern begonnen; etwas völlig anderes als bisher. Ich wollte eine Tour entlang aller wichtigen Flüsse in Österreich unternehmen, auf Radwegen, einige Wochen lang, alleine, wie halt seit meinem 40er zu (halb) runden Geburtstagen. 1993 war ich mit dem Rucksack zu Fuß von Piacenza am Fuße des Apennins auf Wanderwegen nach Assisi in Umbrien marschiert, 2003 wiederum zu Fuß von Eisenach in Thüringen über das Erz- und Zittauergebirge bis Görlitz an der Neiße. 2008 war zum ersten Mal der Drahtesel an der Reihe, von Richmond in Virginia über die Appalachen bis nach Berea in Kentucky. 2013 war Sizilien das Ziel meiner erfüllten Sehnsucht, vier Wochen rund um die Insel auf dem Rad.

Im November 2015 hatte ich meine allererste Version der Tour der Flüsse niedergeschrieben. Aber 2016 war für so eine lange, mehrwöchige Trekkingtour noch zu früh. Schließlich hatten Regina und ich uns auf 5-Jahresintervalle verständigt, und 2016 minus 2013 ergab nach Adam Riese nur drei. 2017 erschien mir hingegen schon ok zu sein, schließlich wurde ich nicht jünger und ein Vier-Jahresintervall war eh schon lang genug. In meiner gedanklichen Konsequenz sollten dann die Jahre 2021, 2024, 2027, 2029 usw.usf. folgen (das usw.usf. aufzulösen ist eine kleine Nuss für findige Köpfe, Kopfnuss sozusagen).

Im Oktober 2016 war es so weit. Ich begann mit der Planung für die Flusstrekkingradtour. Dabei floss einiges ein, von dem, was ich als Rückmeldung von meinen Freunden im Vorfeld erhalten hatte. Georg z.B. meinte, ihn interessierte vor Allem der Mururaprung.

Das Ergebnis war ein E-Mail an meine Radkumpanen am 6. November.

Zurück zum Ursprung und bis ans Ende

so, meine lieben Radfreunde, habe ich die große Tourenradtour in 2017 getauft.

Der Flussquellen und -ursprünge werden es 24 sein, und 15 Mal werde ich beobachten, wie der Fluss sein Ende findet, 11 Mal davon bei jenem, dessen Quell ich auch erkundet haben werde.

Gute 2.700 km, schneidige 24.600 Höhenmeter, 34 Tage, vom 29.5. bis zum 1.7.2017.

Da ich von einigen von euch weiß, dass ein paar Tage Mitfahrt angedacht sind, habe ich mich bemüht, meine Zeit- und Ortsliste so genau wie möglich zu planen. Das Ergebnis seht Ihr beiliegend. Es sind 4 sogenannte Puffertage angeführt. Der Sinn liegt darin, den darauf folgenden Tag fix zu halten. Die davor liegenden können sich daher um max. 1 Tag nach hinten verschieben. D.h. z.B. Übernachtungen in St. Anton am 6.6. bzw. in Golling am 22.6. sind fix, aber ob ich am 4.6. oder 5.6. in Ischgl bzw. ob ich am 20.6 oder 21.6 in Flachau übernachte noch nicht.

Klar? Falls nicht, kann ich die Tabelle gerne in einem Privatissimum näher erläutern.

Die Reise beginnt an der Neckar und endet an der Thaya. In beiden Fällen ist die ÖBB im Spiel, im ersteren an Bad Wimpfen, im zweiteren ab Schwarzenau.

Rudi hat mir ein besonderes Radgustostückerl ans Herz gelegt, https://www.cube.eu/2017/trekking/delhi/cube-delhi-pro-smoky-bluenflashorange-2017/, siehe auch Beilage, bei dem ich gerade dabei bin, das Bestangebot einzuholen. Jedenfalls entspricht das voll meinem Credo – nie 4-stellig für ein Rad ☺.

Wer also einige Tage entlang der Strecke mitradeln möchte ist herzlich eingeladen. NB! Ich reserviere keine Quartiere im Vorhinein, um mir größtmögliche Flexibilität zu lassen.

Und praktisch zur gleichen Zeit widerfuhr mir ein Ereignis, das sich in der Folge als erstes merkbares Zeichen meines ALS manifestierte. Manifestierte deswegen, da es sich um meine Hand handelte. Es war kalt, ich fuhr mit meinem Canyon vom Riederberg nach Wien, und in der Pilgramgasse konnte ich plötzlich die Finger der rechten Hand nach dem Bremsen nicht mehr zurückbewegen. Sie hielten den Bremshebel und ließen nicht locker. Ich musste sie mit der linken Hand zurückbiegen; sehr eigenartig.

Dann bemerkte ich, dass mein Gang unelastischer wurde, ich fing an zu watscheln wie ein Pinguin. Meine Sprache veränderte sich, ich musste mich immer mehr anstrengen, um klar zu artikulieren. Beides fiel mir schon bei unserem Post-Bosnien Abendessen im Gusshaus auf, besonders aber zu Weihnachten im Kreis der Familie. Um es kurz zu machen, im Feber nach mehreren Untersuchungen war es Gewissheit – bei meinen Symptomen handelte es sich um eine sehr seltene, degenerative, unheilbare Nervenkrankheit namens NMD/ALS; schlecht, sehr schlecht. Statistisch war meine Lebenserwartung 2-4 Jahre.

Univ. Prof. Dr. Heinrich Binder

Betrifft:

Weber Emil, geb. 01.10.1953

Konsultation vom 16.02.2017
Letzte Konsultation: 18.01.2017

Befundbericht

Diagnosen: Motor Neuron Disease, DD: multifokale motorische Neuropathie

Medikamente: Rilutek 50mg (2x1)

Anamnese: Unveränderte Beschwerden.

Elektroneurographie (30.01.2017, OWS/NZ): Elektroneurographisch Hinweise auf prä- und postganglionäre Schädigung sowohl der Nerven an den oberen als auch unteren Extremitäten mit Rechtsbetonung (untersucht wurden: Nn. peronei bds. tibiales bds., surales bds., medianus rechts, radialis rechst, ulnaris links) insgesamt einem sensomotorischen axonal und rechtsbetonten Neuropathiesyndrom entsprechend. Im EMG chronische Denervierung der Mm. tibialis dext, rectus fem. dext, deltoideus dext. und abductor pollicis brevis dext.

Zusammenfassung: Klinik und Elektroneurographie sprechen für eine „Motor Neuron Disease". Differentialdiagnostisch kommt noch eine multifokale motorische Neuropathie in Frage. Eine MRT-Untersuchung des Cerebrums und Myelons ist in den nächsten Tagen vorgesehen. Empfehle zusätzlich zur differentialdiagnostischen Klärung Lumbalpunktion und ergänzende Serumbefunde (Vit. B12, ACE, Hexosaminidase A und B, ANA, Anti-DANN, Anti-MAG, Anti-Ach-R, Anti-Musk, Borrelien, AK gegen K-Kanäle.) Letzteres kann im Rahmen eines kurzen stationären Aufenthaltes im Neurologischen Zentrum des Otto Wagner Spitals durchgeführt werden. Inzwischen sollte mit Rilutek 50mg 2x1 begonnen werden.

Mit freundlichen Grüßen

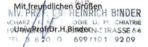

NIV. PRZF. DR. HEINRICH BINDER
ACHARZ F. N   OGIE U. PS CHIATRIE
19UnivProfrDr.H.BinderN-STRASSE 64
TEL 3 850 0 699/101 92 09

Aber meine Tour wollte ich unbedingt machen. So setzte ich mich hin und redigierte meine Erstplanung, buchte doch schon vorsorglich Quartiere, wo ich Engpässe vermutete, rechnete die Entfernungen und Höhenmeter genauer durch, und kaufte ein neues Rad – das oben erwähnte Cube Delhi.

Entsprechend fiel das nächste E-Mail im Feber aus.

Liebe Freunde des Radsports,

mittlerweile sind schon wieder fast vier Monate seit meiner ersten Info bzgl der Flüsse-Radtour vergangen. Aufwändige Recherchen, zahllose Kontakte und tiefgründige Analysen später ☐ findet Ihr die Version 2.0.

Eine der Änderungen betrifft die Buchung von einigen Quartieren schon im Vorfeld.

Auch habe ich die Route in Deutschland, der Steiermark und in OÖ/NÖ teilweise geändert.

Jedenfalls freue ich mich über Teilzeitbegleitfahrer (Quartiere bitte selber buchen) und auf die Tour (Änderungen bzw. Absage aus Krankheitsgründen sind natürlich noch vorbehalten).

Im April organisierte Georg eine Tour ins Mostviertel, zwei Tage von Ybbs aus und wieder retour, mit einer Übernachtung am Lunzersee. Ein Großaufgebot an Radlern nahm teil. Neben Georg auch Norbert, Peter, Rudi, Sepp, Tobias, und meine Wenigkeit. Ich mit meinem neuen Cube, mit zwei neuen Ortlieb Packtaschen, und der raschen Erkenntnis: so wie ich mir das naiverweise vorgestellt hatte, würde es nicht funktionieren. Ich konnte mein rechtes Bein nicht ohne Hilfe über die Packtasche bzw. den Sattel heben. Ich konnte meinen Helm ohne Hilfe oft nicht schließen. Und das Rad zu heben war schon eine Herausforderung zu viel.

Am Abend offenbarte sich für alle Beteiligten, wie schlecht mein Gangbild schon geworden war. Ich schleifte meine Füße über den Boden, mein Gleichgewicht glich eher einem Schiff bei schwerem Seegang, und die Gefahr des Stolperns war evident.

Die Reaktion meiner Freunde war für mich überwältigend.

Georg, der aus Car2go zum Rad2go mutierte, übernahm, wohlgemerkt hinter meinem Rücken, die selbstgestellte Aufgabe, eine Betreuungsstafette zu organisieren. Die Aufgabenstellung war, dafür zu sorgen, dass mich auf jeder Etappe zumindest ein Freund begleiten würde. Ich sollte also nie alleine unterwegs sein. Und dies gelang tatsächlich, wofür ich ewig dankbar sein werde.

Deshalb ist es höchste Zeit sie vorzustellen, meine Gefährten auf ihren Gefährten, die Weberknechte.

Die Weberknechte

Als Waage bin ich, wie Astrologen so treffend wie immer wissen, ein Freund des und vor allem der Schönen. Als langjährig konditionierter Ehegatte liegt das Diplomatische mir schon gleichsam im Blut. Und als Kenner altösterreichischer Kulturusancen weiß ich – ladies first. Und danach streng nach Alphabet. Daher tra ra, tra ra, lasst vorstellen mich die illustre Schar.

Ilse

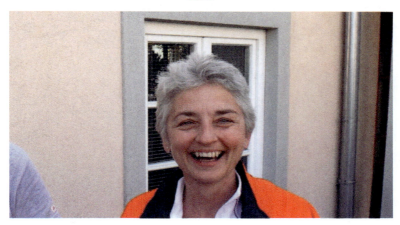

Als Steirerin quasi regional-genetisch gebirgsaffin, hatte sie neben ihrer beachtlichen Kondition, marke Nähmaschine, auch eine Unterkunft zu bieten. Jene ihrer Mutter, ein Haus in St.Peter ob Judenburg. Als Gattin des Dr. Baminger, i.d.f. als Helmut im Text zu finden, erfüllte sie die eheliche Rollenteilung mit Bravour – sie fuhr bergauf, er übernahm dafür die Abfahrten. Stets gut gelaunt war Ilse für mich wie ein Seelendynamo auf der Strecke von St. Paul im Lavanttal bis Murau und von Windischgarsten bis Leoben.

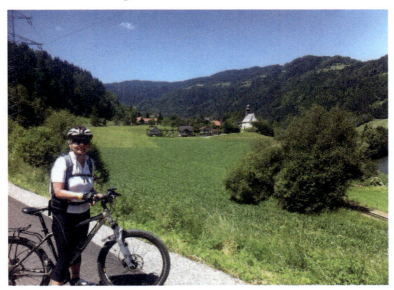

Jutta

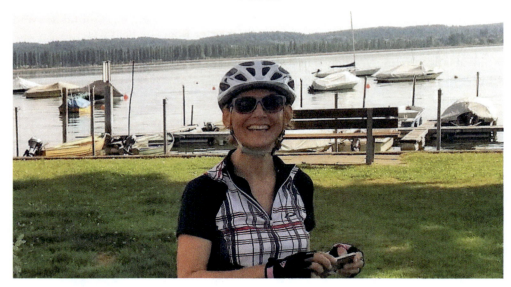

Mit ihr begann die Tour gleich wie ein Geschenk. Denn welche Frau setzt sich ins Flugzeug von Wien nach Zürich, nimmt die Bahn nach St. Gallen, borgt sich dort ein Rad aus, und spult dann das Ganze ab Schaffhausen wieder zurück ab, für netto 1,5 Tage Radfahren? Jutta, ausgestattet mit der so typischen Wärme und Leichtigkeit der Kärntner! Ich war hingerissen. Aber nicht nur ich.

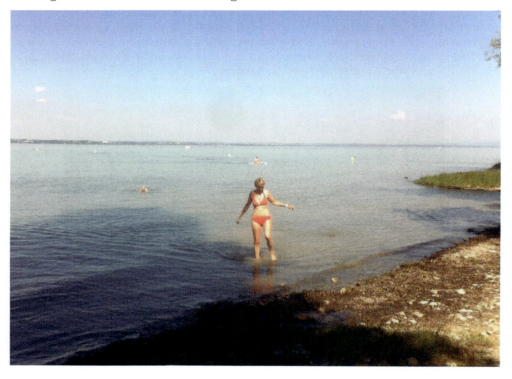

Alfred

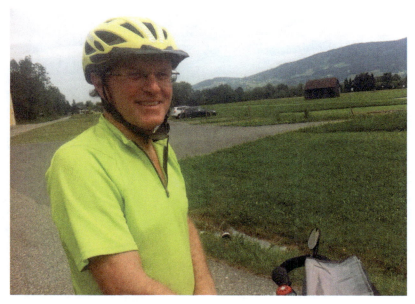

Fredl Wöß fuhr von Eugendorf bis Göß. Als Oberösterreicher ließ er es sich also nicht nehmen, mich auf jenem Streckenabschnitt zu begleiten, der in seinem Heimatland lag. Wobei natürlich die Frage erlaubt sei – kennt sich ein Mühlviertler im Salzkammergut wirklich aus? Mit der Öbb aber auf jeden Fall. Schließlich hat nicht jeder die E-mailadresse oebbtrottel@ichhabefertig.com. Beruht auf einer wahren Geschichte. Wir haben Tränen gelacht.

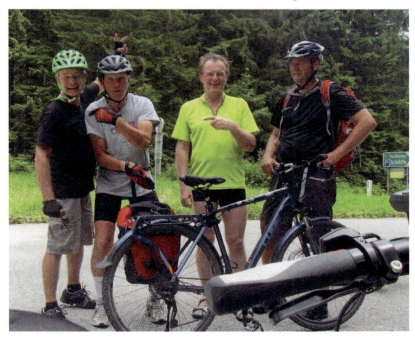

Andreas

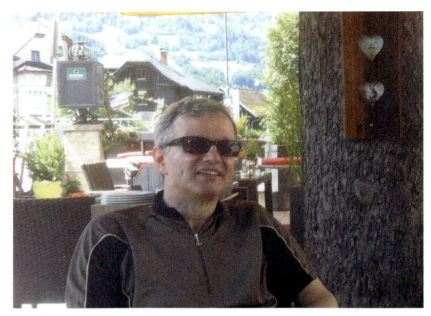

Nicht immer war unser Professor so entspannt. Ich denke da an die Silvretta, 1187 hm bei Nebel, Regen und Kälte sind ja nicht ganz ohne. Aber selbst einer der wenigen Patschen auf der ganzen Tour oder die fast vergebliche Quartiersuche um Mitternacht in Feldkirch brachten ihn nicht aus der stoischen Ruhe eines Wissenschaftlers im Staatsdienst.

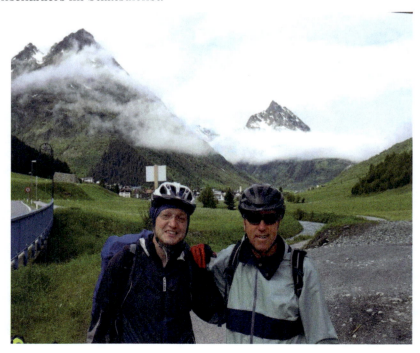

Bernhard

Von Beginn an dabei, gab mir B. Voit sofort den wichtigen Hoit.

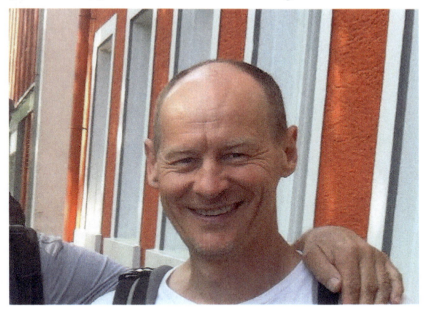

Ob beim Baden im Bodensee, beim Rucksacktragen am Berg nach Stühlingen oder beim wilden Ritt durch den Schwarzwald, immer war er zur Stelle, wann ich der Hilfe bedurfte. Dass sein Navi, vulgo google maps, uns hinterlistigerweise völlig unnötig in tiefe Schluchten führte, sei ihm verziehen. Am Ende durften wir doch noch lachen – was Bier so alles bewirkt.

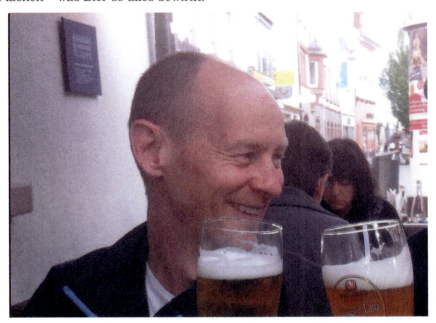

Christian

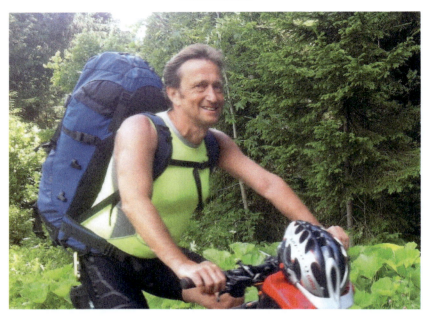

Mein Kärntner Freund Christian übernahm die Verantwortung für die Südstrecke. Dass er dabei die Zerstörung seines Karbon-fullys in Kauf nahm, trotz Prellungen überhaupt mitfuhr und dabei fast durchwegs meinen Rucksack schulterte, rechne ich ihm hoch an. Er prägte dabei auf sich gemünzt durchaus zutreffend den Begriff Weberknecht. Als kleine Gegenleistung durfte ich ihm das Land des lei lei näherbringen, denn viel kannte er davon nicht, außer dem Wörthersee und dem Rosental. Kein Wunder, als Wahlwiener.

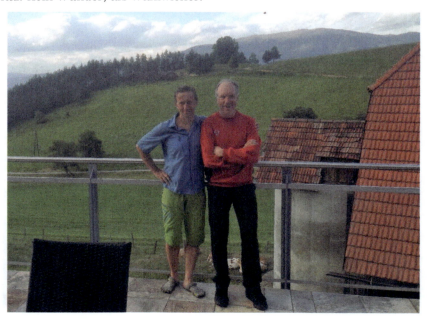

Franz

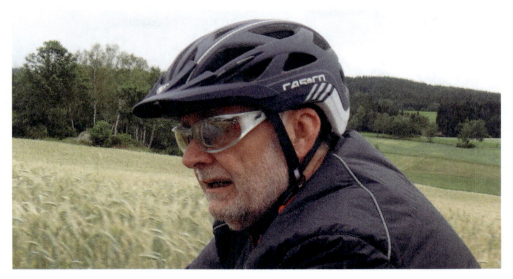

Endlich ein echter Wiener. Er wohnt jetzt in Breitenfurt. Dass es einen der Weberknechte gab, der sogar älter als ich war, machte ihn mir äußerst sympathisch. Franz, mein Maturakollege, stieg erst ganz zum Schluss ein, als sich das Wetter dem Waldviertel entsprechen verhielt. Sein Angebot zur Rückfahrt per Auto nahm ich gerne an, nicht sein Fehler.

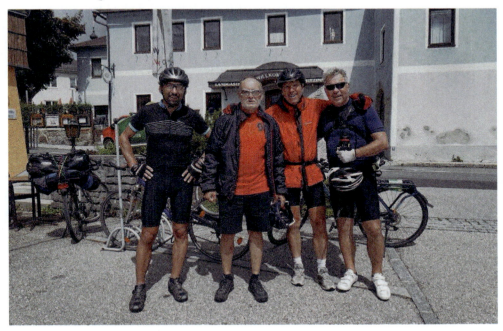

Georg

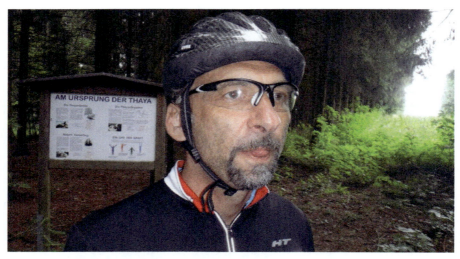

Als an den Gestaden der Donau in Niederösterreich aufgewachsener Flusskenner, war Schorschi gleich dabei gewesen - auf meiner Suche nach den Quellen, und das gleich im Doppelpack, zu Beginn im Schwabenland Neckar und Donau, dann zum Schluss Kamp und Thaya. Ich nannte ihn die Radgämse, kein Berg zu steil, kein Anstieg zu lang, die Trittfrequenz wie ein Uhrwerk. Und das noch mit meinem Rucksack auf seinem Gepäckträger. Dass er, als total sozialer Mensch, sich erst 2008 überhaupt auf eine Radtour in einer Gruppe, nämlich meiner eingelassen hatte, war eines der Rätsel, die ich nie entschlüsseln konnte. Offensichtlich hat er seine Entscheidung nie bereut.

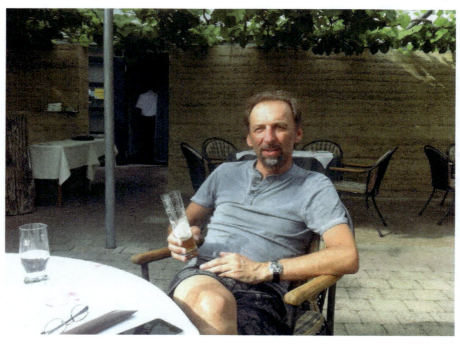

Helmut

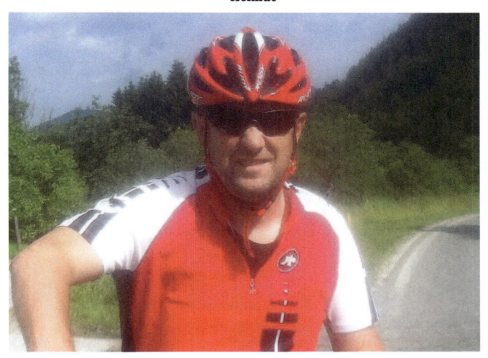

Sieht manchmal recht wild aus, aber raue Schale, weicher Kern. Auf wen könnte dies eher zutreffen als auf diesen steirischen Doktor der Orthographie und Lehrling des Tarockspiels. Fährt aber recht wild, vornehmlich bergab, denn bergauf lässt er seine Holde treten, siehe Vorstellung Ilse. Dabei entwickelt sein teures Karbon-fully ein derart penetrantes Knattern im Freilauf, dass ich an einen Getriebeschaden dachte. Sehr fein war seine Begleitautofunktion, Gepäcktransport und Stärkungsschnitten inklusive, Ehrentitel Helmut der Kümmerer.

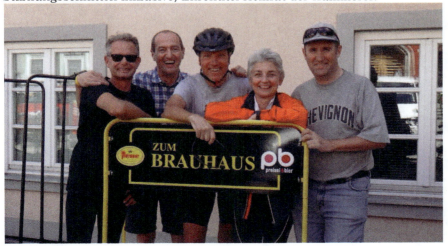

Jean-Luc

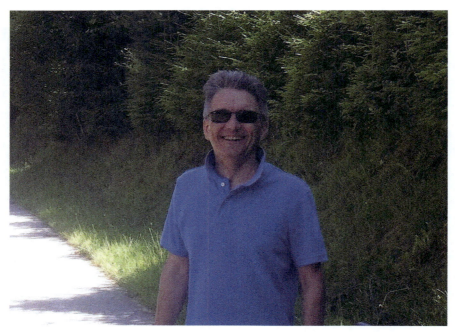

Mein Lebensabschnittspartner, der kleine Robespierre, und das seit 1995. Dieses Mal auf großer Fahrt mit mir in den für einen Frenchie unbekannten Tiefen der steirischen und niederösterreichischen Alpen, über Pässe (Lahnsattel und Gscheid), durch Täler (Mur, Mürz, Traisen und Donau) und zu jeder Menge sakraler Kunst (Neuberg, Herzogenburg, Göttweig). Jean-luc ist Atheist, aber auch Ästhet. Als Pariser am Berg etwas kurzatmig konnte er sein Training am Wr.Neustädter Kanal in der Ebene voll ausreizen. Leider war halt Gegenwind.

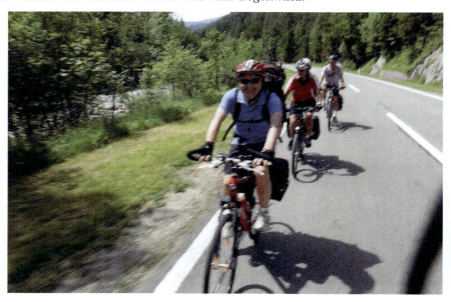

Josef

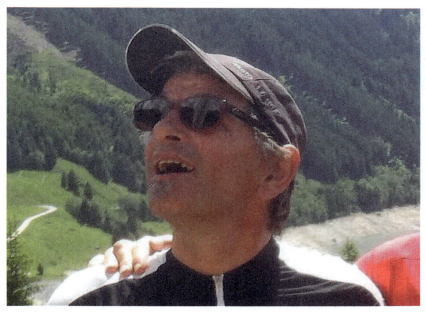

heißt natürlich allerorten Sepp, und was reimt sich drauf? Pepp natürlich, und den konnte er ordentlich entwickeln im Angesicht unzähliger Steigungen, wie z.b. Silvretta, Berwang und Gerlos. Der Beherrscher sämtlicher Navigationssysteme dieser Erde, der Erkunder sämtlicher velocipeder Accessoires im weltweiten Netz, und Bezwinger sämtlicher Radumwege der Brda und des Karstes erwies sich als kongenialer drahteseltechnischer und isotonischer Partner. Kleine außerplanmäßige Zusatzsteigungen seien ihm hiermit verziehen.

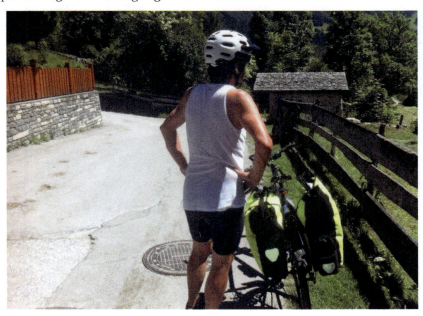

Norbert

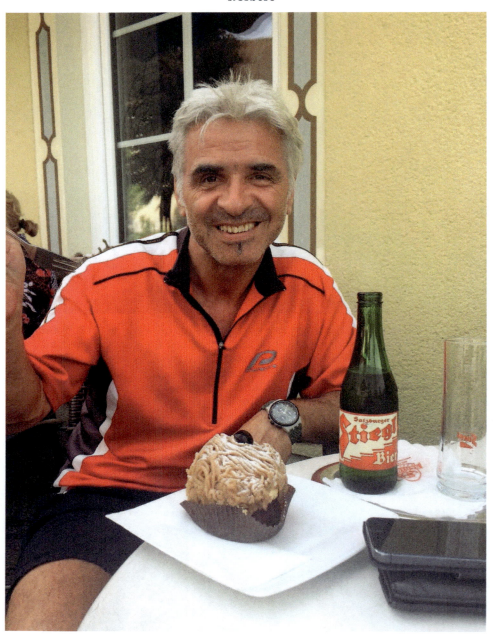

Ja so sehen glückliche Pedalisten aus, gegen Ende der Etappe wohlgemerkt, nicht zum Gabelfrühstück. Noschi stieg gemeinsam mit Jean-luc in Leoben ein und mit ihm in Emmersdorf aus. Dazwischen lagen sonnige Stunden mit sonnigen Begleitern auf sonnigen Radwegen mit Pausen in schattigen Gastgärten und auf windgeschützten Grillterrassen. Es war zu erkennen, dass Norbert in Scharnstein und nicht in Paris geboren war.

Peter

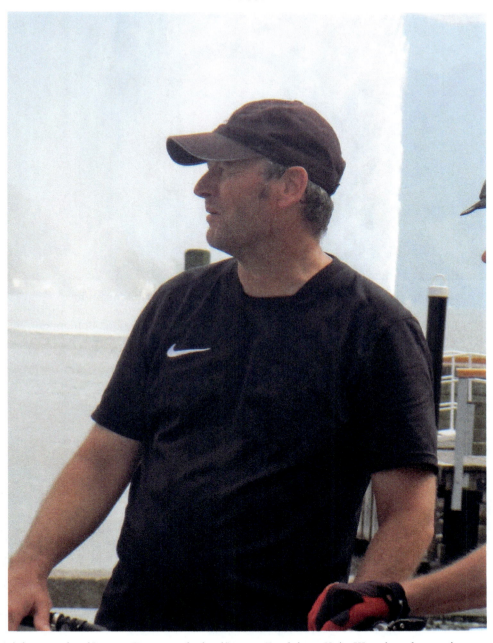

Nicht nur das längste Foto, auch der längste Begleiter. Kein Wunder, dass sein Sohn Basketballprofi werden will. Und schon wieder ein Oberösterreicher. Nun, dafür kann er nichts. Für die Kenntnisse der heimischen Fischlokale aber sehr wohl, gut so, ich sage nur Steckerlfische am Traunsee. Peter war aber auch der einzige auf der ganzen Tour, der nicht nass, sondern waschelnass wurde. Aber das ist eine Geschichte für später.

Rudolf

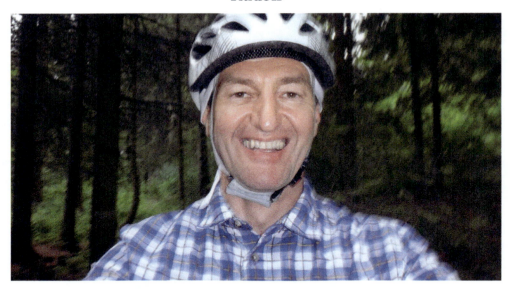

Der Mann mit einem radtechnischen Wissen lexikalischer Dimension im Hintergrund. Im Vordergrund stand immer die Hilfe für mich, sei es das Antauchen beim Anfahren am Berg, der Transport meines Rucksacks oder das Schleppen meines Gepäcks ins Zimmer. Dass es nur zu einer einzigen Tarockpartie für ihn reichte, in St.Peter , war natürlich etwas enttäuschend. Dafür konnte er sich am Drahtesel austoben, spurtete er behende und ohne E-antrieb hinauf zum Ursprung der Mur und der Enns, kein Lercherl, frage nicht.

Die Säbelbeine sind mir erst jetzt am Foto aufgefallen. Schlechtes Foto wahrscheinlich.

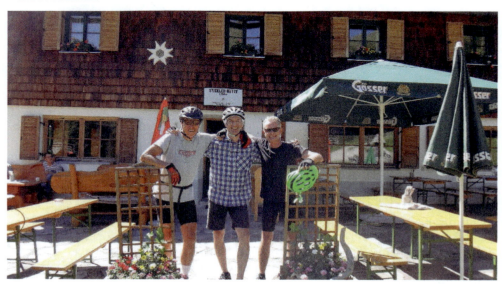

Tobias

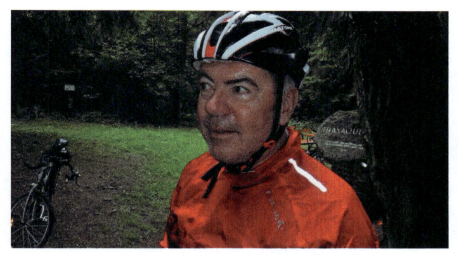

Dass unser Kölsch-import nicht nur so heißt wie scare, sondern auch so aussieht hat wohl damit zu tun, dass er zum ersten Mal im Leben mehr als 1.000 hm in einer Etappe schaffen sollte. Von Grein bis Unterweißenbach galt es um schneidige 20 kg mehr als unsereins 65 km weit ins Mühlviertel hochzuhieven. Dabei ist sein radmäßiger Gewichtsvorteil schon berücksichtigt. Als sein Gesicht kurz vor St. Georgen die Farbe eines Paradeisers angenommen hatte, dachte ich – o Gott, das schafft der nie. Aber chapeau, bravourös kämpfte und biss er sich durch. Ein echter Jecke, in der Tat.

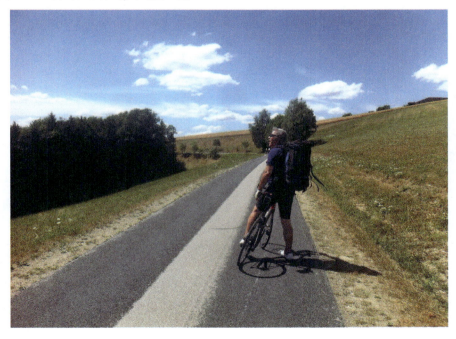

Victor

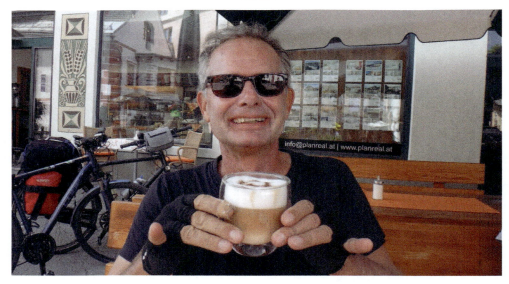

So sehen Sieger aus. Was ja kein Wunder ist, mit einem e-bike, eigentlich Pedelec. Da kann man entspannt den Macchiato bestellen um diesen, oder einen Capuccino, oder eine Melange, oder einen Verlängerten usw. usf. serviert zu bekommen. Das mit dem Elektroantrieb hatte natürlich gepäcktechnisch Riesenvorteile, da hätte der liebe Vickerl durchaus länger als in St. Peter beginnend Österreich mit mir erkunden können. So aber verließ er uns schon in Gmunden, worauf Fredl den Sherpadienst übernahm. Indes, es grenzte an ein Wunder, dass er es überhaupt geschafft hatte, nach seinen Erfahrungen mit dem Superangebot von Hofer. Gottseidank gibt es normale Radgeschäfte als Retter in der Not.

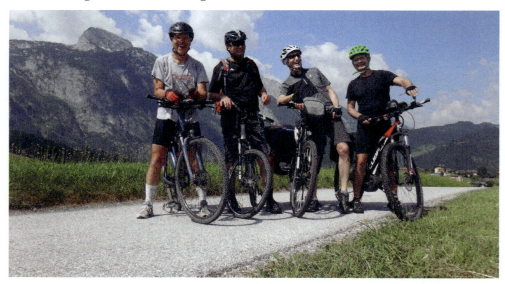

Und wer fuhr wo?

Zurück zum Ursprung und bis ans Ende	Begleitung	
St.Gallen - Kreuzlingen/Konstanz	*Bernhard Voit, Jutta Jester*	
Kreuzlingen/Konstanz - Schaffhausen - Stühlingen	*Bernhard, Jutta*	
Stühlingen - Bonndorf - Löffingen - Bräunlingen - Villingen/Schwenningen	*Bernhard*	
Villingen - Immenstaad	*Georg Koytek*	
Immenstaad- DB/ÖBB Feldkirch	*Georg*	
Feldkirch - ÖBB Bludenz - St. Gallenkirch	*Andreas Resch, Sepp Steinhäusler*	
St. Gallenkirch - Galtür	*Andreas, Sepp*	
Galtür - Flirsch	*Andreas, Sepp*	
Flirsch - St. Anton - Taxi Arlbergpass -Stuben	*Sepp*	
Stuben - Taxi Flexenpass- Ehrwald	*Sepp*	
Ehrwald - Maurach/Achensee	*Sepp*	
Achensee - Jenbach - ÖBB Zel/Ziller - Gerlos	*Sepp*	
Gerlos - Piesendorf	*Sepp*	
Piesendorf - Zell/See - ÖBB Lend - Bad Gastein	*Sepp*	
Bad Gastein -Böckstein - ÖBB Mallnitz - Lienz	*Christian Linasi*	
Lienz-Toblach - Tassenbach	*Christian*	
Tassenbach - Kötschach-Mauthen	*Christian*	
Kötschach-Mauthen - Villach	*Christian*	
Villach - ÖBB -Aich - Museum Liaunig - St. Paul	*Christian*	
St. Paul -Obdach - St. Peter ob Judenburg	*Ilse Wenger, Helmut Baminger*	
St.Peter - Murau - Tamsweg	*Ilse, Helmut, Rudi Lercher, Victor deVerga*	
Tamsweg -Sticklerhütte - St. Michael im Lungau	*Rudi, Victor*	
St. Michael - Obertauern -Radstadt - Flachau	*Rudi, Victor*	
Flachau - Unterennsalm -Eben - Lungötz	*Rudi, Victor*	
Lungötz - Golling - ÖBB - Eugendorf	*Peter Hofinger, Rudi, Victor*	
Eugendorf -Mondsee -Unterach - Gmunden	*Peter, Victor, Alfred Wöß*	
Gmunden -Scharnstein - Windischgarsten	*Peter, Alfred*	
Windischgarsten - Hengstpass -Kassegg	*Ilse, Helmut, Alfred, Peter*	
Kassegg -Hieflau - Eisenerz - Leoben	*Ilse, Helmut, Alfred*	
Leoben -Bruck - ÖBB Mürzzuschlag - Neuberg/Mürz	*Alfred, Jean-Luc Dautriat, Norbert Steinhäusler*	
Neuberg - Lahnsattel -Gscheid - Traisen	*Alfred, Jean-Luc, Norbert*	
Traisen -Herzogenburg - Göttweig - Emmersdorf	*Norbert; Jean-Luc*	
Emmersdorf - Melk - ÖBB Amstetten - Grein - Unterweissenbach	*Tobias Sckaer, Georg*	
Unterweissenbach -Liebenau - Langschlag	*Tobias, Georg; Franz Gmeiner*	
Langschlag -Schweiggers - Echsenbach	*Tobias, Georg, Franz, Rudi*	

Die Tourdaten

Zurück zum Ursprung und bis ans Ende					
	hm	km	hm/km	km/h	h
St.Gallen - Kreuzlingen/Konstanz	350	47	7	16	3,00
Kreuzlingen/Konstanz - Schaffhausen - Stühlingen	734	79	9	14	5,50
Stühlingen - Bonndorf - Löffingen - Bräunlingen - Villingen	1234	87	14	12	7,00
Villingen - Immenstaad	1009	127	8	16	8,00
Immenstaad- DB/ÖBB Feldkirch	50	7	7	14	0,50
Feldkirch - ÖBB Bludenz - St. Gallenkirch	414	29	14	15	2,00
. Gallenkirch - Galtür	1187	36	33	8	4,50
Galtür - Flirsch	689	43	16	11	4,00
Flirsch - St. Anton - Taxi Arlbergpass -Stuben	234	22	11	15	1,50
Stuben - Taxi Flexenpass- Ehrwald	1104	99	11	15	6,50
Ehrwald - Maurach/Achensee	826	104	8	16	6,50
Achensee - Jenbach - ÖBB Zel/Ziller - Gerlos	712	29	25	10	3,00
Gerlos - Piesendorf	740	78	9	14	5,50
Piesendorf - Zell/See - ÖBB Lend - Bad Gastein	738	43	17	17	2,50
Bad Gastein -Böckstein - ÖBB Mallnitz - Lienz	983	69	14	14	5,00
Lienz-Toblach - Tassenbach	330	39	8	13	3,00
Tassenbach - Kötschach-Mauthen	954	56	17	11	5,00
Kötschach-Mauthen - Villach	404	102	4	17	6,00
Villach - ÖBB -Aich - Museum Liaunig - St. Paul	449	46	10	15	3,00
St. Paul -Obdach - St. Peter ob Judenburg	919	90	10	15	6,00
St.Peter - Murau - Tamsweg	1175	87	14	15	6,00
Tamsweg -Sticklerhütte - St. Michael im Lungau	1070	75	14	15	5,00
St. Michael - Obertauern -Radstadt - Flachau	938	66	14	13	5,00
Flachau - Unterennsalm -Eben - Lungötz/Lämmerhof	858	49	18	12	4,00
Lungötz - Golling - ÖBB - Eugendorf	251	45	6	15	3,00
Eugendorf -Mondsee -Unterach - Gmunden	739	75	10	19	4,00
Gmunden -Scharnstein - Windischgarsten	1002	75	13	17	4,50
Windischgarsten - Hengstpass -Kassegg	432	36	12	14	2,50
Kassegg -Hieflau - Eisenerz - Leoben	1023	69	15	13	5,50
Leoben -Bruck - ÖBB Mürzzuschlag - Neuberg/Mürz	144	30	5	15	2,00
Neuberg - Lahnsattel -Gscheid - Traisen	702	33	21	6	5,50
Traisen -Herzogenburg - Göttweig - Emmersdorf	720	97	7	14	7,00
Emmersdorf - Melk - ÖBB Amstetten - Grein - Unterweissenbach	1394	65	21	13	5,00
Unterweissenbach -Liebenau - Langschlag	610	34	18	14	2,50
Langschlag -Schweiggers - Echsenbach	679	49	14	16	3,00
Summen	**25797**	**2117**	**12**	**14**	**152,50**
p.d. av.	**737**	**60**			**4,36**

Auf der vorigen Seite finden sich die harten Fakten, manchmal im wahrsten Sinne des Wortes.

Da diese Tour meine letzte sein sollte, ist es interessant, diese ein wenig näher anzusehen und in Perspektive zu setzen zu anderen Radreisen. Wie vergleicht sich „Zu den Ursprüngen" nun?

2005 begann ich mit Mehrtagestouren. Seitdem unternahm ich deren 32, davon alle bis auf vorliegende mit dem Mountainbike. Dazu gehörten 7 steirische Alpentouren, 3 Mal die Bike Tirol, und je 2 mal die Kärntnerseenrunde bzw. die Watzmann-Hochkönigtour.

In Summe kamen dabei 11.200 km und 201.000 hm zusammen.

Um sich das besser vorstellen zu können – das entspricht der Straßenstrecke Wien – Wladiwostok wobei ich im Zuge dieser Strecke 23 Mal auf den auf Mt. Everest hinauf geradelt wäre, jeweils vom Meeresspiegel aus gemessen.

Die **längste** Reise war die vorliegende, gefolgt von der Transapalachia 2008 mit ca. 1.300 km und der Sizilien-runde 2013 mit ca. 1.000 km.

Spitzenreiter bei den **Höhenmetern pro Tag** war eine Alpentour 2006 mit Gerhard Wertanzl, im Schnitt 2.171 hm p.d. von Knittelfeld nach Hartberg, über Steinplan, Gaberl, Schöckl und Brandlucken. das war schon sehr heftig.

Am steilsten war es auf der Bike Tirol 2012, von Innsbruck über Sellrain, Kühtai, Pillerhöhe, Heilbronnerhütte nach St. Anton am Arlberg, absolviert zusammen mit Christian, Georg, Peter und Sepp, mit knapp 30 hm pro km im Schnitt.

Dafür radelten wir, das waren Birgit und Ralf , Oli und Marcus, sowie Georg, Sepp und ich, **am schnellsten bergauf** auf der Bike Tirol 2014, mit 300 hm pro Stunde. Da ging es von Kufstein aus, über 2 Hörner, das kitzbühler und das wiedersberger, und zum Schluss über das Gaiseljoch nach Innsbruck.

Am **längsten im Sattel** blieben wir auf der Transsalzkammergut 2009, mit schon ewig dauernden 8,5 h pro Tag. Mit mir dabei waren die Steinhäusler-buam, Klaus und Peter. Wir starteten in Bad Aussee und überquerten Rossalm, Hütteneckalm, Offensee und Langbathsee nach Gmunden.

Und **am schnellsten** waren wir, Christian, Georg, Sepp und ich auf der 3-Ländertour 2009, mit 15,6 km/h im Schnitt und 100 km pro Tag. Hier fuhren wir von Passau hinauf zur Haidmühle, nach Böhmen hinein, und über den großen und kleinen Arber im Regental nach Straubing bzw. die Donau hinab nach Passau.

Da schauen die Werte 2017 gleich nicht mehr so extrem aus, nicht wahr.

Die Flüsse

Stehen naturgemäß am Anfang meiner umfänglichen Betrachtungen. Deren waren viele, sehr viele. Die wichtigsten seien nachstehend angeführt.

Zurück zum Ursprung und bis ans Ende	Flussursprünge	flussenden
St.Gallen - Kreuzlingen		
Kreuzlingen - Schaffhausen - Stühlingen	Rhein	
Stühlingen - Bonndorf - Löffingen - Bräunlingen - Villingen	Neckar	
Villingen - Immenstaad	Donau	
Immenstaad- DB/ÖBB Feldkirch		Alpenrhein
Feldkirch - ÖBB Bludenz - St. Gallenkirch	Ill	
St. Gallenkirch - Galtür		
Galtür – Flirsch		Trisanna
Flirsch - St. Anton - Taxi Arlbergpass -Stuben	Rosanna	
Stuben - Taxi Flexenpass- Ehrwald	Lech	
Ehrwald - Maurach/Achensee	Seeache/Walcher	Weißenbach
Achensee - Jenbach - ÖBB Zell/Ziller - Gerlos		Ziller
Gerlos - Piesendorf	Salzach	
Piesendorf - Zell/See - ÖBB Lend - Bad Gastein	Gasteiener Ache	Gasteiner Ache
Bad Gastein -Böckstein - ÖBB Mallnitz - Lienz		
Lienz-Toblach - Tassenbach	Drau	
Tassenbach - Kötschach-Mauthen	Gail	
Kötschach-Mauthen - Villach		Gail
Villach - ÖBB -Aich - Neuhaus - St. Paul		
St. Paul -Obdach - St. Peter ob Judenburg	Lavant	Granitzenb.
St.Peter - Murau - Tamsweg		
Tamsweg -Sticklerhütte - St. Michael im Lungau	Mur	
St. Michael - Obertauern -Radstadt - Flachau	Enns	Taurach
Flachau - Unterennsalm -Eben - Lungötz/Lämmerhof		
Lungötz - Golling - ÖBB - Eugendorf	Lammer	Lammer
Eugendorf -Mondsee -Unterach - Gmunden		
Gmunden -Scharnstein - Windischgarsten	Krems	Teichl
Windischgarsten - Hengstpass -Kassegg	Dambach	
Kassegg -Hieflau - Eisenerz - Leoben	Erzbach	
Leoben -Bruck - ÖBB Mürzzuschlag - Neuberg/Mürz		Mürz
Neuberg - Lahnsattel -Gscheid - Traisen	Unrechtstraisen	
Traisen -Herzogenburg - Göttweig - Emmersdorf		Traisen
Emmersdorf - Melk - ÖBB Amstetten - Grein - Unterweissenbach	Kl. Naarn	
Unterweissenbach -Liebenau - Langschlag	Kamp	
Langschlag -Schweiggers - Echsenbach	Thaya	

So in eine Tabelle eingezwängt gibt das aber gar nichts her. Daher her mit den schönsten Impressionen.

Weil sie so schön sind, die Bilder, fangen wir mit persönlichen Flussbeziehungen an. Das ist die **Ill**. Sepp wollte sie erfühlen, mich erfüllte das eher mit ziemlicher Gänsehaut. Dabei lachte hier noch die Sonne, am nächsten Tag waren der Fluss und wir gefangen im Nebel, fotosession sinnlos.

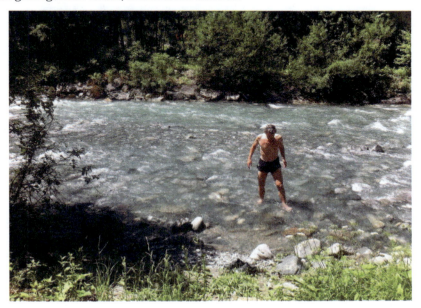

Die Buam aus Scharnstein sind halt keine Warmduscher, was auch sein Bruder in der **Traisen** auf sehr transparente Art und Weise bewies.

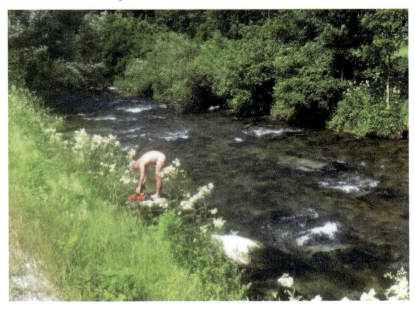

Jetzt aber in der korrekten Chronologie.

Den **Rhein** darf man mit einem bisschen guten Willen auch zu den heimischen Flüssen zählen. Ich meine, er fließt zumindest mit einer Hälfte an Vorarlberg vorbei, und schließlich war die Schweiz bis vor kurzem, also bis 1499 noch habsburgisch gewesen.

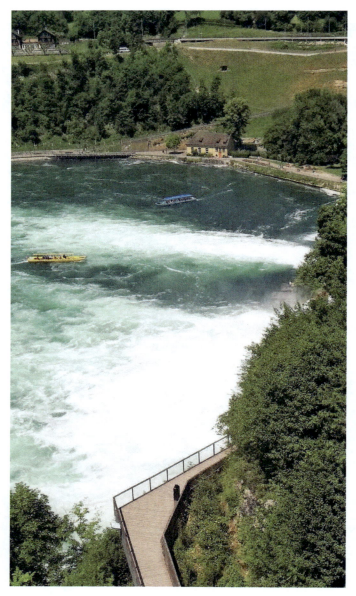

Da zischt er nun, der echte Rhein, nach dem Rheinfall bei Schaffhausen. Der Besuch des gleichnamigen Restaurants wäre aber eher ein Reinfall gewesen, denn 30 sfr für einen Fisch erschien uns etwas zu forsch.

Der **Neckar** entspringt zwar nicht in Österreich, fließt nicht dort und entwässert nicht einmal zur Donau, dennoch wollte ich zu seiner Quelle. Warum? gute Frage, so halt. Mit Georg gemeinsam, der neckaraufwärts nach Süden aufgebrochen war, und den Bernhard und ich in Villingen trafen, ging es zur Quelle. Diese lag sehr schön in einem Park. Da hatte man sich richtig Mühe gegeben, ihr eine standesgemäße Einfassung zu gewähren.

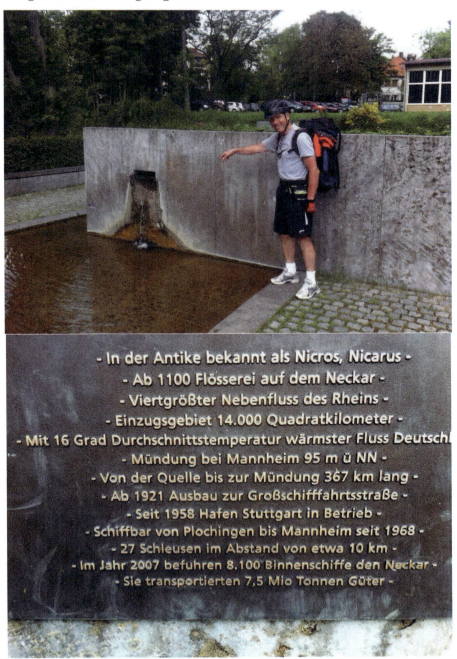

- In der Antike bekannt als Nicros, Nicarus -
- Ab 1100 Flösserei auf dem Neckar -
- Viertgrößter Nebenfluss des Rheins -
- Einzugsgebiet 14.000 Quadratkilometer -
- Mit 16 Grad Durchschnittstemperatur wärmster Fluss Deutschl.
- Mündung bei Mannheim 95 m ü NN -
- Von der Quelle bis zur Mündung 367 km lang -
- Ab 1921 Ausbau zur Großschifffahrtsstraße -
- Seit 1958 Hafen Stuttgart in Betrieb -
- Schiffbar von Plochingen bis Mannheim seit 1968 -
- 27 Schleusen im Abstand von etwa 10 km -
- Im Jahr 2007 befuhren 8.100 Binnenschiffe den Neckar -
- Sie transportierten 7,5 Mio Tonnen Güter -

Natürlich spielt der Neckar nicht in der gleichen Liga wie die **Donau**. Gleiches gilt für den Vergleich der Quelleinfassungen.

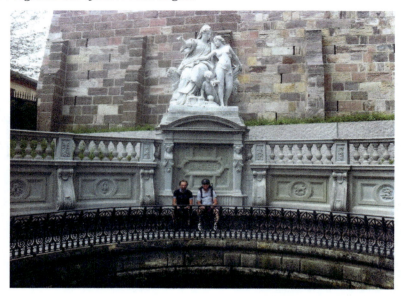

Hier in Donaueschingen wurde nicht gekleckert, sondern richtig geklotzt. Die Fürsten von und zu Fürstenberg können also nicht nur bierbrauen. Ob sie wohl das blubbernde Donauwasser für ihr Gebräu verwenden?

Die Ill wurde schon mit sepp´scher Verschönerung vorgestellt. Also folgt jetzt ein Tiroler Doppelschlag, die Vereinigung von **Trisanna** aus dem Paznauntal mit der **Rosanna,** vom Arlberg herfließend. Das Foto wurde von einer alten Holzbrücke aus aufgenommen, die uns einen Riesenumweg ersparte und damit das rechtzeitige Eintreffen im Hotel Troschana vor dem Regen sicherte.

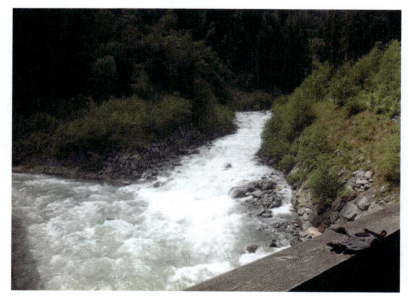

Hinauf ins **Lech**tal hieß die nächste Flusserkundung. Die Lech, der letzte unverbaute Fluss Österreichs beginnt schon sehenswert mit einer Schlucht.

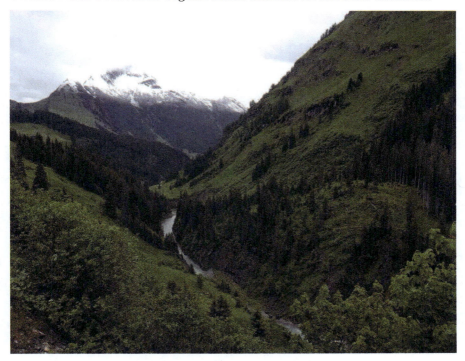

Die **Salzach** will da nicht nachstehen, bitte sie beginnt in echt gleich mit Wasserfällen, denen von Krimml. Nach Überquerung des Gerlospasses lagen sie vor uns, die mächtigsten Fälle des Landes, wie auf einem Bild von Paul Troger, Kondensstreifen bitte wegdenken.

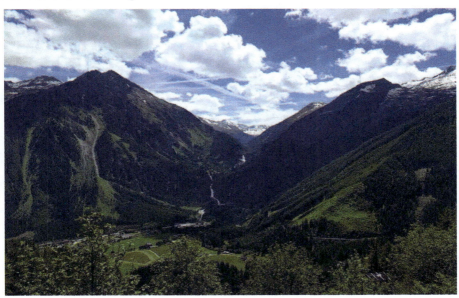

Und dass die **Gasteiner Ache** in Gastein beginnt weiß doch jedes Kind. Der Wasserfall ist zwar nicht ganz so mächtig wie der in Krimml, dafür aber mitten in der Stadt. Das hat nicht jede.

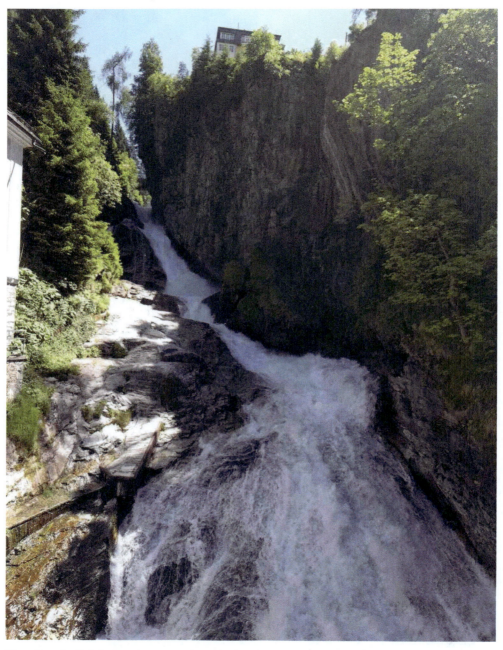

Vom Lande Salzburg ging es weiter nach Kärnten, noch ohne Flussquelle, nach Osttirol, auch hier keine zu finden, aber dann war es in Südtirol soweit.

Genauer auf dem Toblacher Feld, wo die **Drau** entspringt. Nicht wirklich spektakulär, aber ok, nicht jede Quelle muss so rausschießen wie die des Isonzo.

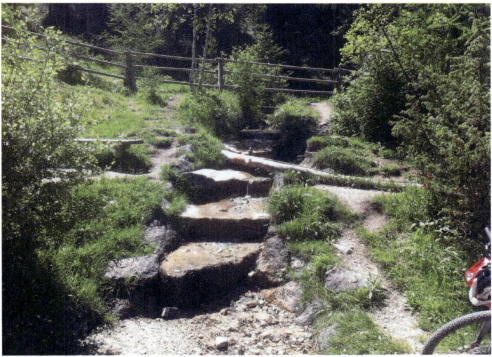

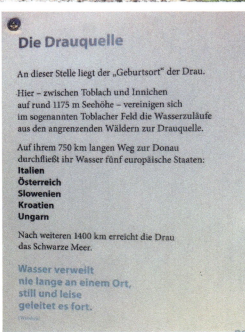

Die Drauquelle

An dieser Stelle liegt der „Geburtsort" der Drau.

Hier – zwischen Toblach und Innichen auf rund 1175 m Seehöhe – vereinigen sich im sogenannten Toblacher Feld die Wasserzuläufe aus den angrenzenden Wäldern zur Drauquelle.

Auf ihrem 750 km langen Weg zur Donau durchfließt ihr Wasser fünf europäische Staaten:
Italien
Österreich
Slowenien
Kroatien
Ungarn

Nach weiteren 1400 km erreicht die Drau das Schwarze Meer.

Wasser verweilt
nie lange an einem Ort,
still und leise
geleitet es fort.

Jetzt, d.h. eine Woche später, ging es Schlag auf Schlag mit den berühmten Gewässern. Zunächst die **Mur**. Hier zu sehen sind die ersten Meter dieses Synonyms für die St.Eiermark.

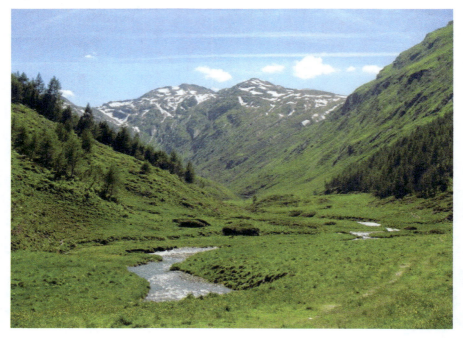

Und am Talschluss die Quelle. Hier war nur noch Victor kraftmäßig in der Lage diese zu erkunden.

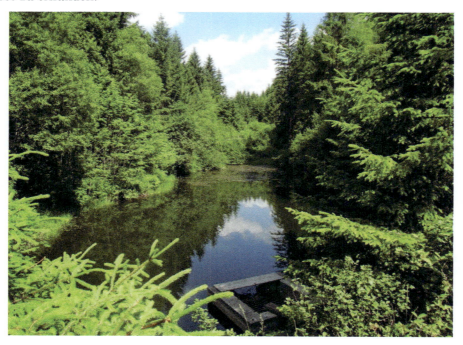

Praktisch auf der anderen Seite des Bergkamms entspringt die **Enns**. So wie schon am Vortag ging es höhenmetermäßig zur Sache, von Flachauwinkel stetig auf Schotter hinauf zum Ennsursprung.

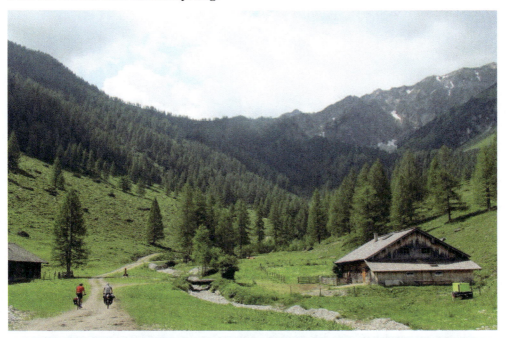

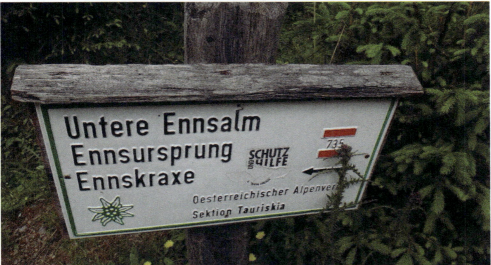

Die Enns sollte uns später bei Hieflau noch als Gesäuse begegnen, und ihrem Ruf als ergiebigster Regenspender zwischen Boden- und Neusiedlersee gerecht werden.

Die **Lammer** ist kein Jammer, ohne Frage. Viel dramatischer als hier, auf der Rückseite von Werfenweng, im Tennengebirge kann ein Fluss kaum beginnen. Zur Aufklärung: Die allgemein bekannten Lammeröfen sind keine Heizkessel, sondern eine Klamm auf dem Weg zu ihrem Ende in der Salzach.

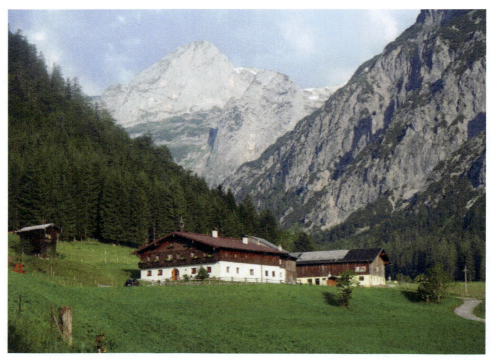

Unterhalb von schloss Klaus, also etwas nördlich, entspringt die **Krems**. Das Tal dieses Oberösterreichers kann sich mit jenem in Niederösterreich nicht wirklich messen, önologisch – es gibt nichts hier - und überhaupt.

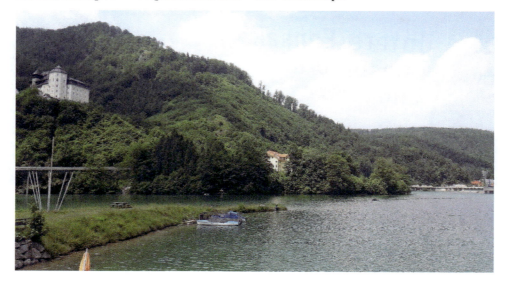

Zwar kein Riesenstrom, aber fürs Mühlviertel schon bedeutsam beginnt die **Kleine Naarn** kurz vor Liebenau, sie fließt südlich, im Gegensatz zum Kamp, der sich vom selben Ort ostwärts schlängelt.

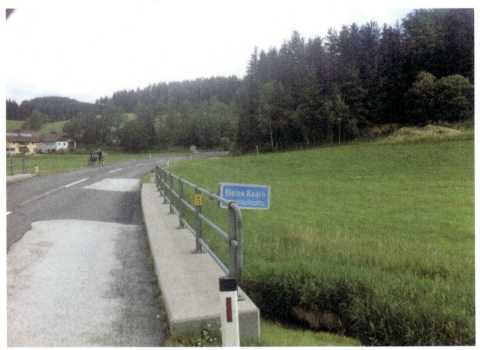

Und dann ist es soweit. Wir haben den **Kamp**ursprung gefunden, war gar nicht so einfach. Die Quelle sprudelt zwar nicht gerade vor Energie, aber im Vergleich zum nächsten Ursprung ist sie praktisch ein Geysir.

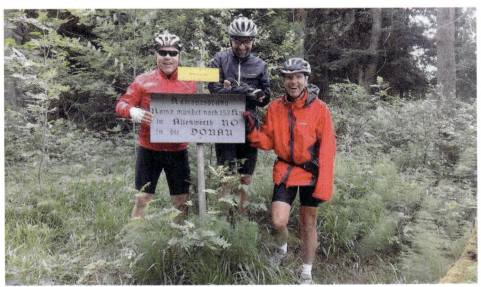

Denn der letzte Fluss auf dieser Tour, die **Thaya**, die deutsche wohlgemerkt, war anders.

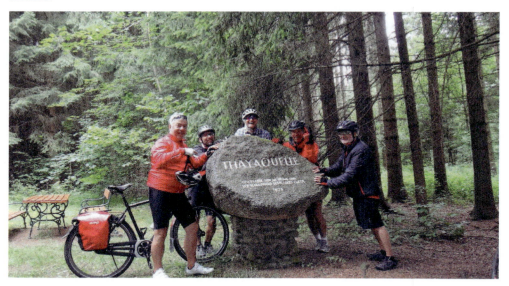

Der Stein war zwar eines wahren Stromes würdig, die Quelle selbst jedoch ein Witz – ist da etwas? Eine wasserlose Quelle!

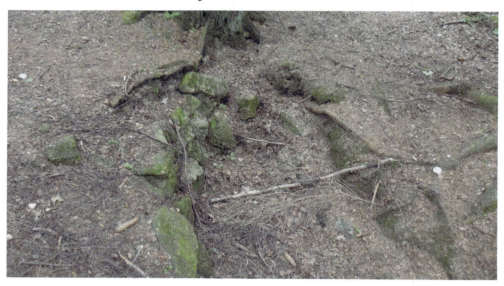

Eine trockene Geschichte also zum Abschluss. Das mussten wir ausgleichen, mit Hopfen- und Traubengetränken in Echsenbach. Dazu mehr später.

Die Pässe

Es ist ja allgemein bekannt, dass weder die Schweiz noch Deutschland über irgendwelche bedeutenden Pässe verfügen. Daher gibt es auch im vorliegenden Bericht keine aus diesen Ländern zu sehen. Ist ja logisch.

Dafür jede Menge im Land der Berge. Der erste und gleich der höchste Pass war die Silvretta, mit der Bielerhöhe als Klimax. Da das Wetter aber derart beschissen war, dass der Nebel und Regen die Sicht verhagelten, gab es nur Fotos im Rückblick am nächsten Tag.

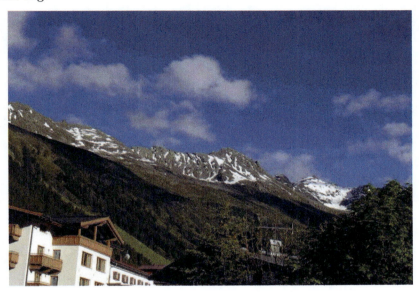

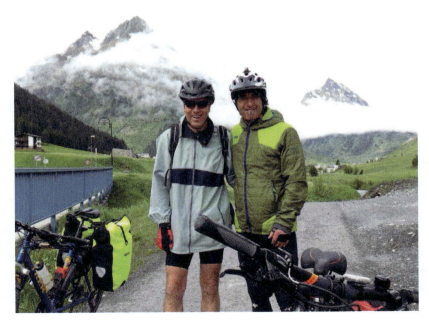

Am Flexenpass sah es nicht viel besser aus.

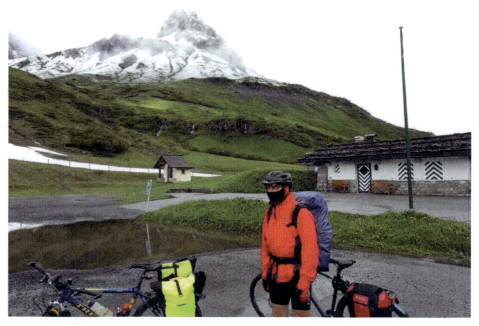

Die nächste größere Hürde, vulgo Pass, war jener über den Gerlos, auch kein Schmarrn, bei glutender Sonne und regem Verkehr.

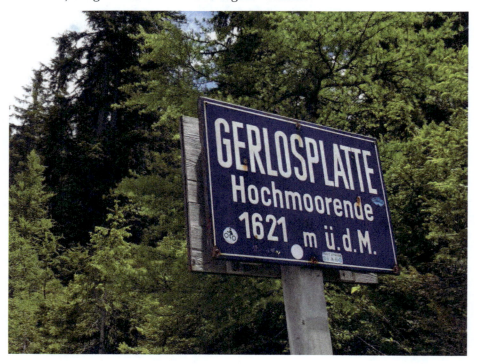

Von Kärnten nach Osttirol führt der Iselsberg, nicht zu verwechseln mit dem Berg Isel, den ich im übrigen schon zweimal überwinden durfte. Der Iselsberg war Christians Schicksalsberg, für mich jener mit einer der geilsten Abfahrten auf der gesamten Tour. Prima Sache sage ich nur, hui das machte so richtig Spass hinunter nach Lienz.

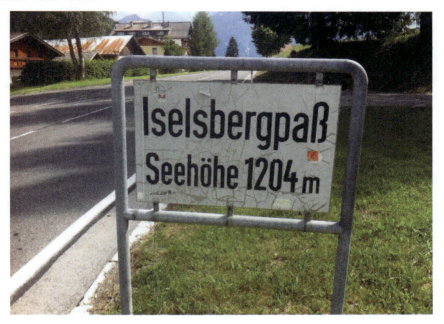

Von Osttirol wieder zurück nach dem leilei Land ging es als erstes über einen Sattel, der in wirklichkeit ein Pass ist.

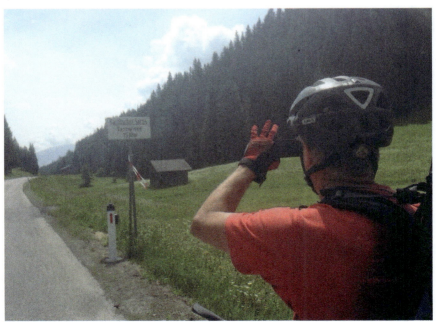

Eine Tour ohne Radstädter Tauern Pass wäre natürlich sportlich wertlos gewesen, also führte meine Sportvariante nach Obertauern, wo es nicht einmal einen Kaffee zu trinken gab. So viel zum Thema Saisonabhängigkeit.

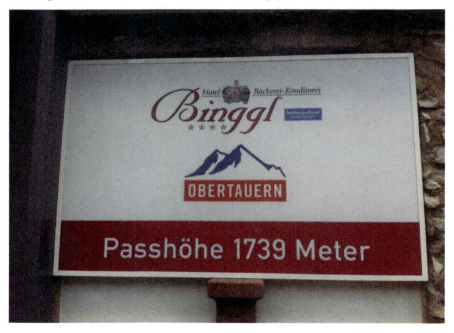

Im Vergleich dazu nahm sich der Hengstpass von Oberösterreich in die Steiermark geradezu als Fohlen aus, und ich muss gestehen, ich hatte mir den Hengst wilder vorgestellt.

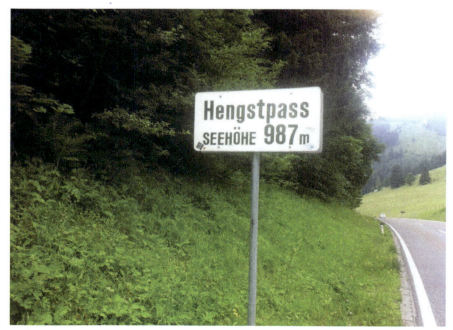

Ganz im Gegensatz zum Präbichl, meine Herren! Da ging es lang und länger zur Sache, und auch landschaftlich, Erzberg!, ziemlich beeindruckend.

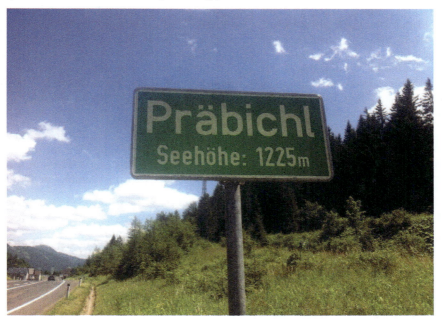

Die Passserie wurde schließlich am Übergang von der grünen Mark nach Pröllistan mit dem Lahnsattel komplettiert.

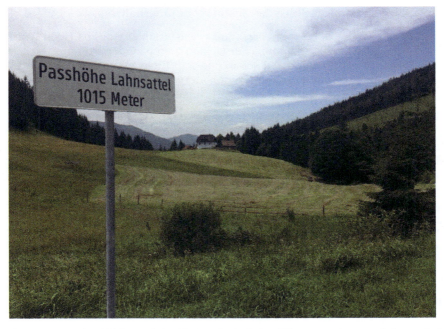

Denn im Donautal, Mühl- und Waldviertel sind der Pässe wenige, sprich gar keine.

Die ganze Geschichte

Am 28. Mai anno domini 2017 ging die Geschichte los, mit einer Bahnfahrt. Bevor ich aber den neuen Hauptbahnhof Wien noch überhaupt sehen konnte, legte es mich schon in der Argentinierstraße auf. Wieder einmal war ich nicht rechtzeitig aus meinem rechten Pedalhaken herausgekommen, und schwupps, lag ich schon wie ein Maikäfer auf dem Boden. Mein xxxxl Rucksack bewährte sich wie immer in solchen Fällen, bremste den Fall und verhinderte Verletzungen. Guter Rucksack, lieber Rucksack, nur leider halt auch ein schwerer Junge, da gab es schon eleganteres Aufstehen.

Ein wenig zittrig stieg ich in den Railjet nach Bregenz. Man(n) half mir mein Cube Delphi pro, noch fast neu und gerade eingefahren, auf den reservierten haken hinaufzuhieven. Meine Kraft war ja schon eingeschränkt. Vom reservierten Sitz aus konnte ich dann in Ruhe miterleben, welche Dramen sich nun abspielen sollten.

Der 28.5. war ein Sonntag, also starker Reisetag. Aus diesem Grunde wurden in Wien zwei RJ-Züge zusammengehängt. Pro Garnitur gibt es 6 Radplätze, d.h. wenig, aber in Summe doch 12. Ein kleines Detail ging jedoch im allgemeinen Einstiegs- und Platzfindensstress unter – die 2. Garnitur wurde erst kurz vor der Abfahrt herangeführt.

Plötzlich Riesengeschrei, 4 bayrische Radlerhulks versuchten ihre Räder in unser Abteil, also jenes mit den Radhaken, hineinzupressen. „Wir haben reserviert" schrien sie, „aber unser Waggon ist nicht da. Ihr müsst uns mitnehmen, egal wie". Das war aber ganz und gar nicht egal. Binnen weniger Minuten war der Türbereich unseres Wagens ein einziger Radsalat. Der Schaffner bekam einen Anfall, die Deutschen, ihre Gesichtsfarbe schon rot und weiß alterierend detto, und so begann die 8-stündige Fahrt nach St. Gallen schon recht unterhaltsam.

In St.Gallen wurde ich schon von Bernhard erwartet, in einem ans Hotel Walhalla (ist St. Gallen der Ruheort germanischer Helden?) grenzenden Pub mit wunderbarem Guiness. Leider weil schon spät mit nicht mehr viel. Bernhard hatte schon die ersten Höhenmeter in den Beinen, denn vom Rheintal, seinem Start, geht es in die Berge hinauf zu dieser ehemaligen Einsiedelei.

Das hat sich mittlerweile doch ziemlich geändert. Unter anderem befindet sich dort das ALS-Zentrum der Schweiz. Prof. Weber erwartete mich dort schon am nächsten Tag in der Früh. Ein interessanter Termin, fürwahr. Dass er die Diagnose ALS als Ergebnis diverser, auch stechender Untersuchungen bestätigte, überraschte mich nicht. Dass er aber sehr gut sagte, als ich ihm bestätigte, früher einmal geraucht zu haben, sehr wohl. Das von einem Arzt zu hören war mir neu. Das Ergebnis meines Lungenfunktionstests war nämlich so gut gewesen, dass er mein ex-Poffeln gar nicht glauben konnte. Sehr gut war für ihn, dass ich wusste, wie man Rauch inhaliert. Und seine Empfehlung war ganz einfach – kiffen. Das Beste was ich machen könne, das Ergebnis von einem Dutzend Jahren Erforschung von Cannabis. Um keine 1.00 Euro ärmer, es waren nämlich 1.000 sfr, war ich um ganz neue Erkenntnisse reicher.

Jutta, die mir ein Tagebuch für Radahrer mit Gruß von Rudi mitgebracht hatte, und Bernhard erwarteten mich und die frohe Botschaft im Hotel, schon geschniegelt und gekämmt, bereit zur großen Fahrt. Bevor es aber losging wollte ich meine Postkarte loswerden.

Exkurs:

Als Vertreter der bald aussterbenden Fraktion der Liebhaber des Analogen hatte ich mir vorgenommen, für jeden Tag jeweils eine Ansichtskarte an Regina zu senden, auf dass sie, gewiss mit ein wenig Verzögerung, erführe, wie es ihrem Göttergatten ginge.

Sie fragte mich, warum ich nicht einfach mit ihr telefonieren wolle.

Gemeinhin wird behauptet, dass das weibliche Geschlecht zur Romantik neigt. Wer ist dieser gemeinhin?? Trotz dieses niederschmetternden Zeugnisses völliger Unterwerfung unter das Diktat pragmatischen Denkens blieb ich bei meinem Vorsatz. Wir telefonierten ebenfalls.

Die erste Karte war am Postamt aufgegeben, das Rad gesattelt, Bernhards Behelfsnavi – dazu später – eingestellt, daher nichts wie weg. die Radroute 55 sollte uns aus St. Gallen herausführen. Und tatsächlich waren die Radwegweiser so gut aufgestellt, dass wir aus der Stadt herausfanden ohne uns, wie schon in anderen Städten widerfahren, quasi in Spiralen aus dem urbanen Moloch zu entfernen. Diese Qualität der Wegweisung setzte sich in der Schweiz durchgehend fort. Ebenso wie die Sauberkeit, die Jutta kaum glauben konnte.

Noch ein Exkurs:

Jutta weilte zum ersten Mal in der Schweiz! Sie kannte schon China, Südafrika, die USA, aber die Schweiz? Denn wer fährt schon in die Schweiz, der nicht geschäftlich muss? Ich! Klar, auch für mich sind die Deutschen schwer verständlich, eingebildet und total bürgerlich, jedenfalls manche, ich meine eigentlich eh nicht so viele. Aber die Landschaft, die Ortschaften, die Qualität in allen Belangen ist schon einzigartig. Tut mir leid, aber da kann Österreich nicht mit. Ach, wenn doch die Eidgenossenschaft nicht so verdammt teuer wäre. Hier fährt sogar jeder bessere Maurer ein anständiges Fahrzeug und wohnt in einem vernünftigen Ambiente.

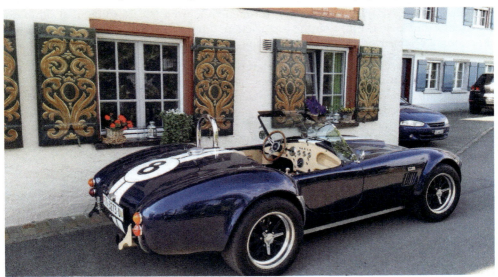

Die Sonne strahlte, wir auch, und hurtig ging es oben am Hang entlang des Bodensees. Eine kleine Stärkung in Gittis Refugium mit Most aus der Gegend vermochte mein Sprachverständnis so weit zu erhöhen, dass ich ca. ein Drittel des Geplauders der dort sitzenden Rentner entschlüsseln konnte. ein guter Wert, normalerweise brauche ich Untertitel. Wir kamen dann herunter zum Bodensee und hielten uns nahe diesem auf.

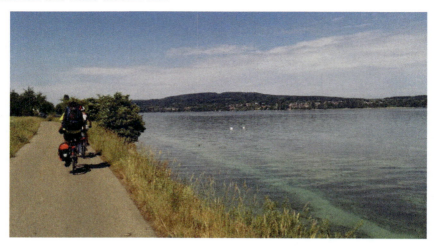

Jutta lechzte nach einem Bad im See. Nicht zuletzt weil sie mit von mir aufgenommener Bilder Rudi beweisen wollte wie tapfer sie eiskaltes Bergseewasser aushält, wie furchtlos sie in die Fluten springt. Für gegenständlichen Fotobeweis siehe Kapitel „Die Weberknechte". Bernhard und Jutta wollten, dass ich auch mitkomme. Nach langem, schweren Zögern schleppten sie mich ca. 10 m ins wadentiefe Wasser, gerade genug, um danach gefühlte Hundertschaften von Kieselpartikeln in den Zehenzwischenräumen zu spüren. Als Nothilfe übernahm es Jutta mir die Socken und Schuhe anzuziehen. Ich war voll des Lobes, einer zweiten Karriere als Schuhverkäuferin stünde meiner Ansicht nichts im Wege. Danke Jutta!

Ohne besondere Vorkommnisse schafften wir es in unser Quartier. Das liegt witzigerweise fast im Niemandsland zwischen Deutschland, d.h. Konstanz und der Schweiz, d.h. Kreuzlingen, gleich neben dem prä-schengen Zollhaus. Die Grenze wurde erst zu Kriegsbeginn – 2. Weltkrieg für Geschichtsinteressierte – endgültig festgelegt. Die Erbauer des Trompeterschlössles hatten sich 1903 diesen Umstand zunutze gemacht, quasi Paradise-Papers-Oase vor hundert Jahren. Nettes Hotel, nettes Abendessen im Frenchie-lokal in Konstanz.

Der Hotelbesitzer gab uns einen Tipp für die Weiterreise mit - Stein. Nicht in der Wachau sondern am Seerhein. Ein Muss, so meinte er eindringlich, einzigartig. ich dachte mir – jeder Krämer lobt seine Ware, so wird es bei den hiesigen Touristikern halt auch sein.

Und dann kam Stein am Rhein. wow! Ein veritables Kleinod aus dem Mittelalter, eine Preziose der Fachwerkskunst, ein echter Augenschmaus.

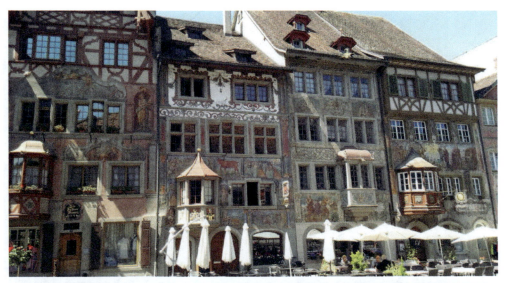

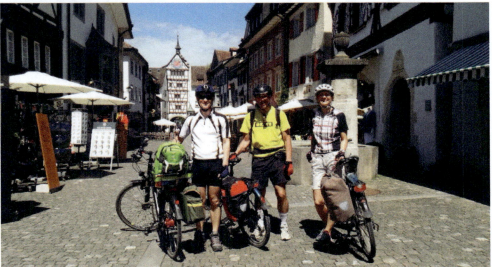

Sommerlich heiß ging es weiter zum Rheinfall, mittlerweile schon mit einem kleinen Appetit. Dieser verstärkte sich bei der Auffahrt zum Schloss Laufen, eine Auffahrt bei der ich schieben musste, Jutta hingegen wie eine Turbine hinauf radelte. Wegen der fürstlichen Preise ließen wir das Schlossrestaurant aus. Bei der Rückfahrt nach Schaffhausen hatten wir drei schon echten Heißhunger. Endlich ein einladendes Lokal, wir stoppten sofort, voller Vorfreude auf eine anständige Mahlzeit. Fehler. Hier gab es nur flüssige Nahrung. Egal. Wir bestellten wirklich erfrischende Limos, setzten uns in den Schatten und putzten unsere Vorräte an Müsliriegeln, Erdnüssen und sonstigen Leistungsförderern weg wie nix. Leichte Entspannung.

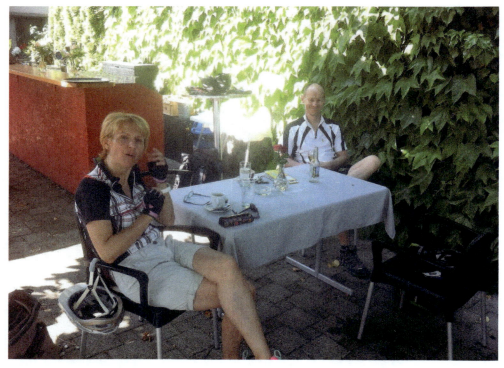

Leider mussten wir uns hier von Jutta trennen und sie sich von uns, noch ärger. Gerade hatten wir die Phase 1 des Teambuildings hinter uns und so ein Phasenwechsel hätte noch super gepasst. So aber zog sie einsam und allein von dannen. Mittlerweile wissen wir, dass sie es zurück nach Wien geschafft hat, d.h. sie fand rechtzeitig den Bahnhof.

Bernhard hatte kurz nach der Abfahrt Richtung Sühlingen im Schwarzwald ein Erbarmen mit meinem vom Rucksack erschwerten Körper. Wir tauschten. Mir kam sein Rucksack eher vor wie ein Reisenecessaire, gewichtsmäßig, nicht olfaktorisch.

In diesem Eck des Schweizerlandes durften wir dann doch noch die ausgeprägte Pedanz der Einheimischen erleben. Endlich. Sonst hätten wir gar noch unsere Vorurteile revidieren müssen.

Beim oben abgebildeten Wirt begab es sich, dass ich mein Rad auf der Seite des Gebäudes abstellte. Dort waren drei Privatparkplätze, also für drei Autos bodenmarkiert. Es stand genau kein einziger Pkw dort. Mein Rad hatte also schnuckelig Platz. Kurz darauf blieb ein Golf in einem der 2,75 Restparkplätze stehen, stieg eine ältere Dame aus und begann zu keifen, was ich mit meinem 2-Rad auf ihrem Privatparkplatz zu suchen hätte. Ich meinte dazu, es sei doch Platz genug, oder ?? Wie das bei uns sei, wisse sie nicht, aber hier herrsche Ordnung, also runter von den 0,25 Parkplatz. Sehr entspannt, die Frau, musste ich konstatieren.

Kurz vor Stühlingen, noch in der Schweiz, waren Asphaltierungsarbeiten auf der Straße unseres Radwegs gerade abgeschlossen worden. Das Absperrband war aber noch nicht abgehängt. Fein, sagten wir uns, warum einen Patzen Umweg wegen der

Umleitung machen müssen wenn die Straße eh schon praktisch fertig ist. Kaum hatten wir das Band passiert als uns schon wütendes Geschrei auf unseren Fauxpas hinwies. Ja seht ihr nicht das Band, das gilt auch für Velos. Zank und Hader in fremden Gefilden sind nicht meine Lieblingshobbies. Wir nahmen die Umleitung.

Als wir schon halb verdurstet waren, fanden wir vor dem letzten Anstieg endlich ein Lokal. Unfreundliche Wirtin, eingetrocknete Sandwich, unverständliche Bauern, so sah der Abschied aus vom Käseland.

In Stühlingen bei der Kronewirtin gab es endlich das, was wie eine Fata Morgana die letzten Stunden vor unseren Augen geschwebt war – Bier! Da blieben wir.

Am nächsten Tag war die erste Königsetappe angesagt. Ich wusste nur nichts davon. Meine Planung sah eine mittelschwere Etappe vor. Bernhard wollte sich solche Strapazen nicht zumuten und hatte daher die Nacht neben Schlafen damit verbracht, die Route kilo- und höhenmetermäßig zu optimieren. Sein Navi war damit überfordert, nur wusste er nichts davon. Voller Überzeugung zeigte mir mein Partner die nunmehr optimierte Strecke. Wir würden uns etliche Meter beider Ausprägung ersparen und trotzdem die berühmte Wuttachschlucht erkunden. Sollte ich dem widersprechen? Im Nachhinein betrachtet, ja.

Nicht nur, dass wir aus unerfindlichen Gründen die wirklich angenehme als Radweg umfunktionierte Ex-Bahnline verließen, nur um sie nach einem völlig sinnfreien ab und auf wieder zu finden und zu beradeln. Auch nicht, dass wir zweimal besagte Schlucht durchqueren mussten; bitte warum um Himmels wegen? Aber, dass wir durch diese absolut unnötigen Umwege in das gefährlichste Gewitter meines Lebens gerieten verzeihe ich diesem Navi nie.

Wir sahen es schon vom Tal aus. Mächtige, schwarzgraue Kumulustürme bauten sich vor unseren Augen auf, genau über dem Wald, durch den wir hindurch mussten. Und der war echt schwarz, dieser Abschnitt des Schwarzwaldes, schwarz von hoch ragenden Fichten und schwarz von den Wolken. Es setzten die ersten Regentropfen ein. Binnen kurzem Millionen. Und dann – plötzlich war der Forst taghell, was für ein Blitz! Es vergingen lediglich 6 Sekunden bis zum folgenden Riesenkracher. Unwillkürlich duckte ich mich und dachte dabei: " Das sind ja keine zwei Kilometer".

Danach ging es Schlag auf Schlag, von links sich nähernd - Blitz, Pause, Donner, Blitz, Pause, Donner, Blitz, Pause, Donner, und Blitz ohne Pause Donner. Das war praktisch neben uns! Ich schiss mich halb an. Was tun? Stehenbleiben, unterstellen, am Boden hinlegen? Sicher nicht, da fahren wir durch, vielleicht entkommen wir den Blitzen, und das Risiko ist auch nicht höher, so gingen mir meine Gedanken durch den Kopf. Ich deutete mit Kopf. Auch Bernhard war bärenhart, und stimmte zu. In diesem Moment Atomblitz mit Megadonner rechts direkt neben uns!! Scheiß mich an, das fuhr hinein in meine Knochen. Bernhard, immer positiv denkend, Dale Carnegie Schule, schrie: „Ich glaube das Gewitter zieht ab, der letzte Blitz war schon rechts von uns" und das schien mir logisch zu sein. Gefühlte 30 Sekunden später Atomblitz mit Megadonner links vor uns!! Ab nun schaltete ich auf Autopilot und sagte mir „Emil, ob du hier jetzt verendest oder in ein paar Jahren als der Mann ohne Muskeln ist egal. Also fahr ma euer Gnaden".

Die Tatsache, dass ich hier diesen Bericht verfasse, deutet darauf hin, dass Thor uns verschonte. Mit Blitzen wohlgemerkt, vom Regen keineswegs. Dieses Gewitter der Superlative schüttete uns in sintflutartigen Wellen so etwas von zu, dass wir stehenbleiben mussten. Pause unter einem Dachvorsprung. Ausschnaufen.

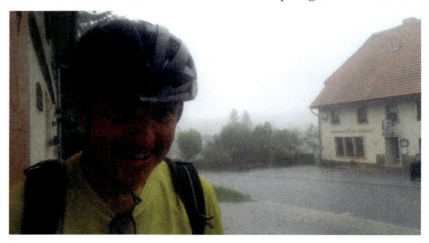

Das Gasthaus war natürlich chiuso, eines der vielen Mahnmale versunkener Wirtshauskultur am Land. Plötzlich ging aber die Tür auf und die Wirtin im Ruhestand bot uns Handtücher zum Abtrocknen an. Lieb!

Villingen war nicht gerade ums Eck. Wir begannen bei Hügeln zu wetten, ob dieser der letzte vor der Stadt sei. Meistens verloren wir.

Nach 87 km und 1.234 hm, um 19.00 im Hotel Ketterer, dem billigsten Quartier der gesamten Tour, fanden wir Georg vor.

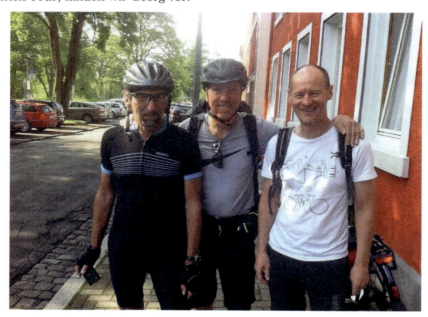

Für ihn waren unsere Werte wie das Einfahren vor der Mittagspause. Seine Schilderungen der Fahrt von Heidelberg südwärts, teilweise entlang des Neckars, immer vorbei an Kläranlagen, wiesen Tourdaten auf, die mich eher an Selbstgeißelung erinnerten.

Hunger, Durst. Also hinein in die ausnehmend nette Innenstadt dieser Schwabenperle.

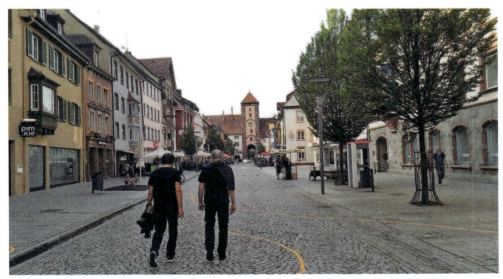

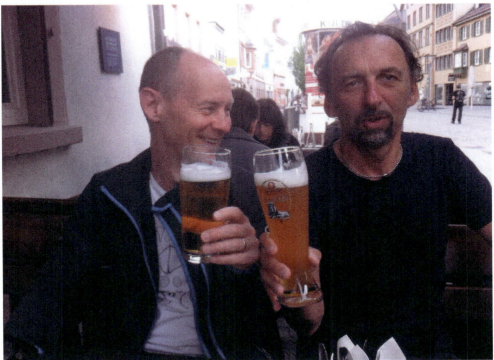

Hier beim Löwen war nicht nur das Bräu gut, auch sonst passte der Ausklang dieses für uns alle nicht unanstrengenden Tages.

Nun hieß es Abschiednehmen von Bernhard. Seine Rückreise sollte dank DB auch noch spannend werden, aber das soll er selbst erzählen.

Heute war Tag der Quellen, aber auch der Qualen. Den Neckarursprung fanden wir schnell, ist ja gut angeschrieben. Den Weg nach Donaueschingen fanden wir leider lange nicht. Aber lange ist nicht ewig, und zur Kaffee- und Käsekuchenjause hatten wir auch die Donauquelle erreicht.

So weit so gut.

In der Folge lernten wir die Schwäbische Alb kennen. Da gab es einige interessante

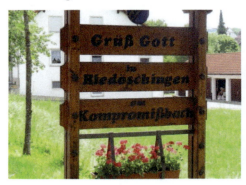 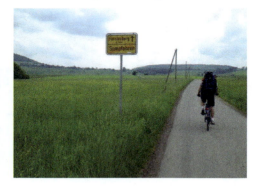

Ortschaften, deren Namensgebung zu wilden Spekulationen führte. Einige entsprachen aber durchaus der Realität, denn Fürstenberg war als Ort sicher nicht fürstlich, dessen Anstieg aber durchaus elitär.

Leider ohne Fotodokument blieb mir ein anderes Erlebnis in Erinnerung. Georg war stehengeblieben, weil er seine Packtaschenhalterung festschrauben wollte. Das dafür nötige Werkzeug hatte er aber nicht mit. Also sprang ich ein, mit meinem Franzosen (nicht Jean-Luc, der kommt später dran). Georg zerkugelte sich, als er sah, was ich sonst noch an Werkzeug mitschleppte. Nur der Schneidbrenner fehle, meinte er süffisant.

Aber das ist nicht was ich erzählen wollte. Sondern, dass ca. 40 m von uns entfernt ein Luftkampf stattfand, und wir waren fußfrei dabei. Zwei Rotmilane verfolgten ein kleineres Tier (welches? ich weiß es nicht) und vollführten dabei Volten, die ich physikalisch vorher für unmöglich gehalten hätte. Und dabei waren sie auch noch ausdauernd. Wir sahen sicherlich an die fünf Zugriffe, aber immer wieder verfehlte der große Vogel sein potenzielles Opfer um Haaresbreite. Das Resultat: eine Niederlage! Angriff, Kampf und Volten ohne greifbares Ergebnis, dafür bleierne Müdigkeit in den Schwingen.

Ich hatte selbiges in den Beinen. Es dauerte daher eine gefühlte Ewigkeit bis wir endlich den Bodensee bei Radolfzell erreicht hatten. Beim Eintreffen in der Seewirtschaft fiel ich gleich vor Müdigkeit und Hunger vom Rad und lag wieder wie ein Maikäfer am Schotter. Ohne Georg wäre ich glaube nie aufgekommen. So aber orderten wir das klassische ostdeutsche Nationalgericht hier im tiefsten Bayern, eine Currywurst. Ohne Bier ging das selbstverständlich gar nicht.

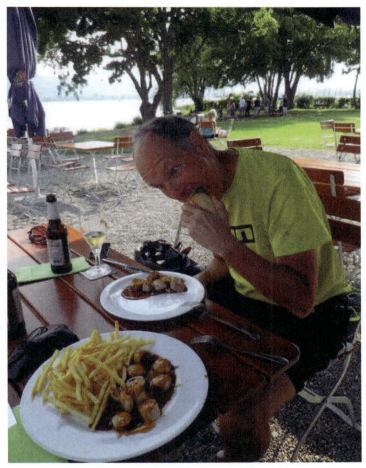

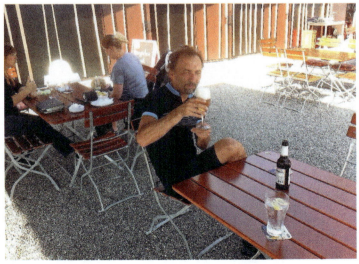

Am weiteren Weg nach Konstanz machten wir völlig sinnlose Höhenmeter, da der Radweg ständig vom See weg hinauf zum Hang und dann wieder zurück führte. Es war heiß, mein Mund trocken, und so waren wir froh über die überraschende Limoausschank der beiden süßen Siedlungsmädchen.

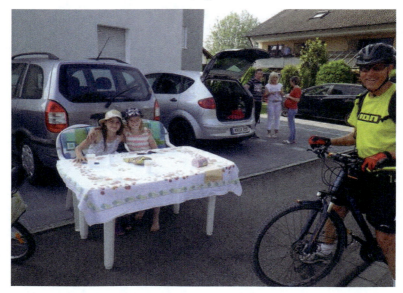

Als wir die Seepromenade von Konstanz mit ihren neureichen Prachtvillen aus der wilhelminischen Ära erreicht hatten, dachte ich mir: „so jetzt entspannt mit der Fähre hinüber und dann noch die paar Meter bis Immenstadt – wir haben es praktisch geschafft". Bist du gscheit, so kann man sich täuschen. Die Fähre fuhr von der anderen Seite der Landzunge ab, und dazwischen lag noch ein kleiner Berg!

Wir erwischten gottseidank noch eine der letzten Überfuhren.

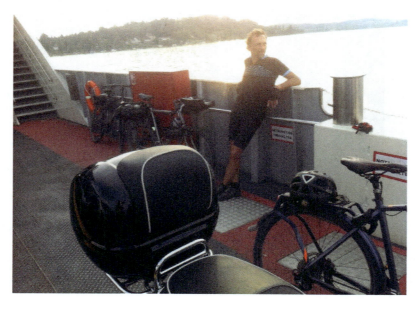

Der Seehof war mir von meinem schweizer Radfreund Stephan Ludescher empfohlen worden. Besonders wies er, als bekennender Gourmet, der vom Steirereck über Noma bis zur Osteria Francescana so ziemlich alle europäischen Toplokale besucht hatte, auf die exzellente Küche hin.

Wir kamen leider zu spät. Der Höhen- und Kilometer (127!) waren zu viele gewesen. Die Küche war schon geschlossen! Schniff. Die Terrasse mit Seeblick wäre so perfekt für ein anständiges Abschlussmahl gewesen. So endete der Tag mit einer Portion Pasta bei der noch offenen Pizzeria am Hauptplatz.

Am nächsten Morgen sagte mein Körper zu mir: ich habe fertig. Mein Allerwertester war eine Baustelle, meine Muskeln steif und mein Animo näherte sich asymptotisch dem Nullpunkt. Da half auch das wirklich ausgezeichnete Frühstück nichts. Georg brachte mich zur Bahnstation, dann trennten sich unsere Wege bis zum Abend. Über Friedrichshafen mit der DB (alte Waggons mit drei Stufen, für mich eine echte Herausforderung) und Lindau (ÖBB, Niederflur, super) ging es nach Feldkirch.

Georg hatte mir eindringlich nahegelegt, eine Radlerhose zu kaufen. An sich fand ich diese eher unnötig, wozu hat schließlich die menschliche Haut die Fähigkeit eine lederartige Beschaffenheit zu entwickeln? Allerdings - der Zustand meiner Gesäßhaut wird in der Fachsprache Wolf genannt, und bevor sich dieser in eine Lederhaut metamorphosiert hätte, wäre ich frühzeitig und winselnd heim gereist. Ich befolgte also seinen Rat und besorgte mir beim Hervis eine Radlerhose. Das war die beste Kaufentscheidung seit langem.

Auch der Langasthof Schäfle war mir von Stephan empfohlen worden. Und ich wurde nicht enttäuscht. Ich gab mich den leiblichen Genüssen mittags und abends hin. Wunderbar. Der Chef nahm sich auch Zeit, mit mir zu plaudern. Ich sprach ihn auf die vielen schweizer Gäste an. Da offenbarte sich seine kognitive Dissonanz. Zwar war er froh über den Geschäftsgang mit ihnen, aber das Großmannsgehabe der Eidgenossen ging ihm schwer auf den Geist.

Im schönen Gastgarten lesend wartete ich auf das Eintreffen von Georg, was um fünf eintrat. Wir prosteten uns noch zu und dann verließ er mich für die Bahnreise heim. Wir würden uns ja nochmals auf der Reise wiedersehen. Das war ein Versprechen, keine Drohung 😉.

Da Andi und Sepp sehr spät ankommen würden ging ich entspannt nach diesem Ruhetag relativ früh zu Bett. Wir würden uns um 8 Uhr beim Frühstück treffen.

Dachte ich. Die beiden Herren trudelten gegen Ende der Frühstückszeit mit tiefen Augenringen ein. Sie hatten das falsche Schäfle in Feldkirch aufgesucht und um Mitternacht nur schwer jemanden auftreiben können, der sie auf die richtige Fährte setzte.

Da gab es beim morgendlichen Aufbruch von keinem der beiden besonderen Widerstand gegen meinen Vorschlag, das fade Rheintal per ÖBB zu durchqueren.

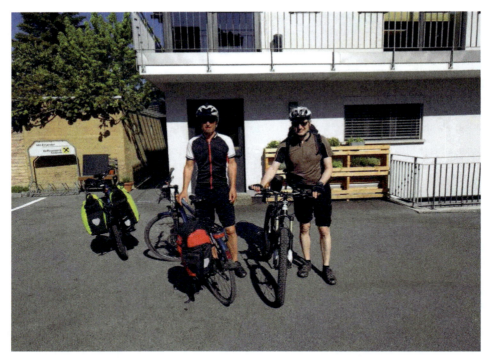

In Bludenz tauschten Andi und ich die Rucksäcke, und ab ging es auf dem Montafonradweg taleinwärts.

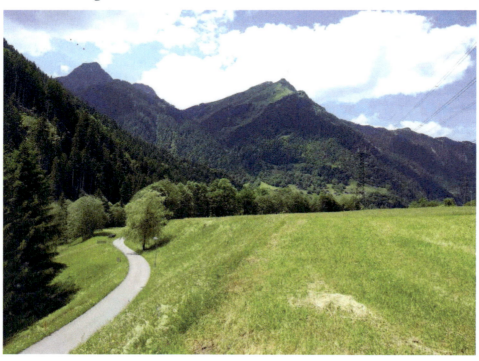

Herrlich war nicht nur der Weg entlang der Ill, auch die Kellnerin im Gastgarten des Hotels Krone, wo wir einen Eiskaffee einnahmen. Leider fehlt der entsprechende Bildbeweis, aber blond, im Dirndl mit Holz vor Hütte, und ausnehmend freundlich – genau meine Kragenweite, warum hatte ich nicht hier für die Nacht gebucht?

So gibt es halt nur ein Foto von zwei Herren aus der Großstadt in jenem Gastgarten, der in mir ein starkes Verlangen nach einem Wiedersehen geweckt hatte.

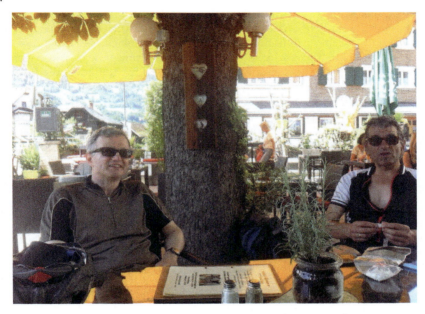

Eine Stunde später trafen wir in Gallenkirch ein. Postkartenmotiv.

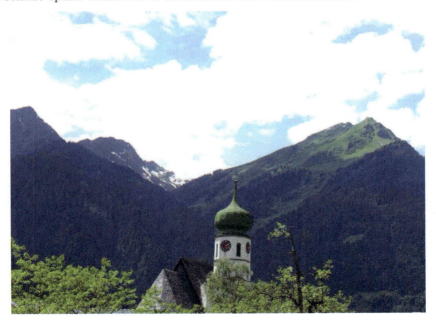

Im Hotel Adler waren wir die einzigen Hausgäste. Aber auch nur für uns ließ die norddeutsche Chefin (im Dirndl!) die Wellnessanlage einschalten, worauf wir uns in Sauna und Dampfbad tiefenentspannten. Ich legte mich nach dem 4-Gang Abendessen und anschließendem Champions League Finale nieder und schlief wie ein Baby. Die letzten beiden Tage hatten mir gut getan, nach den beiden Mörderetappen zuvor.

Warum gerade der Pfingstsonntag, der Tag der Silvrettaüberquerung, hundsmiserables Wetter für uns bereithielt, verstehe ich bis heute nicht. Es regnete beim Aufstehen, beim Frühstück, beim Zahlen. Um 10.30 sagten wir uns – da müssen wir halt durch. Andi nahm wieder meinen Rucksack, der um einige Gepäckstücke wie z.b. Necessaire, Schuhe erleichtert worden war. Diese wanderten in Sepps Packtasche. Bis Partenen führte noch der Radweg, ab dort die Passstraße. Als uns das Mautfräulein die Daten verriet, erschauerte ich ein wenig. 15 km, 1.000 hm, 31 Kehren. Na grüßgott, das kann ja beim nun auch einsetzenden Nebel noch nett werden, sprach meine innere Stimme zu mir. Sepp zog sich noch einen Tschik ein, und dann – ab die Post. Die erste Pause legten wir bei Kehre 10 ein, die zweite bei Kehre 20 und die dritte, nein nicht bei 30, sondern schon bei 28. Andis Müsliriegel vom Hofer retteten uns schließlich kraftmäßig bis zur Bielerhöhe, wo wir nach vier Stunden ununterbrochenen Aufstiegs kalt und nass in die Wärme der dortigen Gaststube eintraten. Da die Steigung nie mehr als 12% ausgemacht hatte, waren wir zwar müde, aber nicht tot.

Das Bergpanorama, mit dem Piz Buin im Hintergrund und dem Bielersee davor, ist eindrucksvoll. Ich konnte das sehr schön auf der Postkarte sehen, die ich für meine Daheimgebliebene erstanden hatte. Wir sahen nur den See, der Rest war in Wolken gehüllt.

Nach einer Stärkung und mit trockenem Wechselgewand ging es auf der Tiroler Seite hinunter, aber wie. Schöne Abfahrt, die Straße war hier fast trocken. Das Hotel Post in Galtür war auch schön. Heute hatten wir uns die Sauna wohlverdient, und der Wellnessbereich ließ keinen Wunsch offen. Gästemäßig evtl. schon, denn der Wirt war bekannter Edelrocker, und sein touristischer USP Fahrkurs für ebensolche in den Bergen. In der Garage, wo wir unsere Räder abstellten, war eine 1000er eher das untere Hubraumlimit der geparkten Motorräder. Und eine gstandene Maschin hat einen gstandenen Herrn, kilotechnisch in der Regel um eine 10er Potenz kleiner als der Hubraum. Dass solche Herren in Regimentsstärke einfallen, muss man wollen.

Ich will aber nicht unken, das Hotel war schon okay.

Wir verließen es am nächsten Tag auf dem Talweg. Von unserer Bike Tirol Tour hatten Sepp und ich diesen Weg ab Ischgl noch so von Landeck kommend in Erinnerung, dass er mehr oder weniger stetig bergab hätte führen müssen. Wie diese Reminiszenzen doch täuschen können. Gut, zunächst von Galtür nach Ischgl ging es noch kommod zur Sache. Da waren lediglich kleinere weiße Hindernisse zu überwinden.

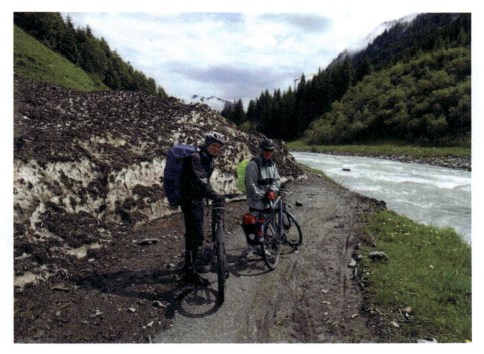

Nachdem wir die Ghost-town Ischgl hinter uns gelassen hatten ging es aber zu wie auf der Achterbahn, nur halt mit mehr Gebüsch.

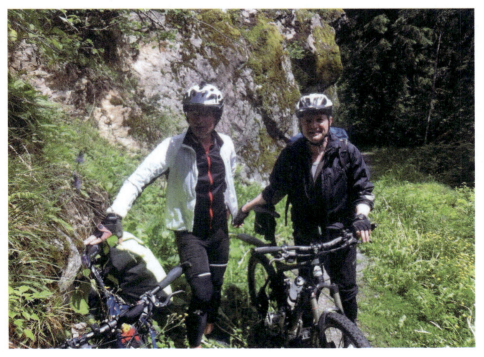

Nach Verlassen des Paznauntals und Steilanstieg zur Bundesstraße Richtung Arlberg hätten wir uns ohnehin eine Pause verdient. Der wahre Grund war aber ein Patschen bei Andis Canyon.

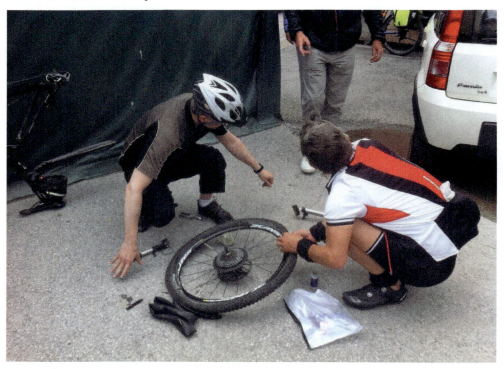

Gerade als die ersten Regentropfen fielen erreichten wir in einem fulminanten Zielsprint Flirsch, wo wir den doch noch trockenen Ausgang der Fahrt mit zwei Flaschen Primitivo aus Salento begossen.

Unser Herr Professor verließ uns nach dem Frühstück Richtung Landeck, wo er die Bahn nach Wien erwischen wollte. Sepp und ich fuhren den sehr schlecht beschilderten Stanzertalradweg hinauf nach St.Anton. Der Arlbergtunnel war gesperrt, d.h. der gesamte Verkehr wurde über den Pass umgeleitet. Daher war dieser für bergauffahrende Radfahrer gesperrt. Das wussten wir. Wir wussten auch, dass es einen Radshuttle geben sollte, der uns auf die Passhöhe bringen würde. Nur, als wir eintrafen, diesen suchten und die Servierdamen in der Bäckerei, von wo der Shuttlebus abfahren sollte, fragten, wussten die von nichts. Auch die anderen Anwesenden gaben sich ahnungslos. Mir riss die Geduld, ich fuhr zur nächsten Tankstelle und dort endlich saßen zwei Einheimische, die den Shuttle-Franz anriefen, auf dass er uns abholen möge. Was dieser wenig später auch tat. Als wir oben ausstiegen war es eiskalt. Ich zog warmes Gewand aus meinem Rucksack, zog dieses an und sah eine wunderbare Abfahrt vor mir. Ohne auf Sepp zu warten ging ich sie an. Hui, ging das dahin. Mir war ganz leicht zumute, herrlich. Als ich mich nach einem halben Kilometer das erste Mal umblickte, stockte mir der Atem. Ich sah keine Rucksackträger – ich hatte meinen Rucksack oben am Pass vergessen! Quietsch, stopp, halt. Sepp kam daher gerollt und fragte, was los sei. Mann, muss ich rote Wangerln gehabt haben. Sepp, ein echter Kumpane, drehte um und holte mir mein Ding. So sind sie, die Scharnsteiner – edel, hilfreich und gut.

Im Nieselregen kamen wir in Stuben an, wieder im Ländle. Wieder einmal fiel ich mit dem Rad um, wieder ohne Verletzung. Mein Schutzengel war heute wahrlich im Dauereinsatz.

Ich hatte im Sporthotel Arlberg gebucht, eher aus der Not heraus, weil sonst alles zu war. Wir wurden aufs Angenehmste überrascht. Eine supernette Gastgeberin, hervorragendes Abendessen mit Coup Danmark als Abschluss und der schönste Wellnessbereich bisher, mit Whirlpool im Freien mit Blick hinauf zum Flexenpass.

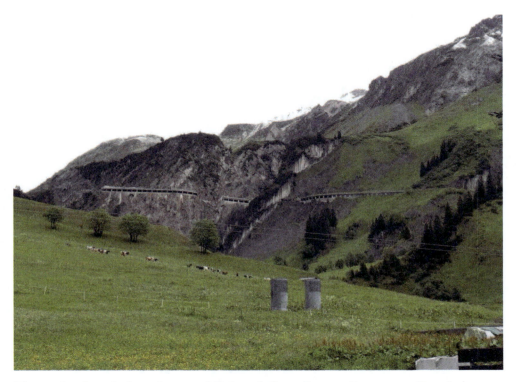

Dieser stand nach dem eher gemütlichen Arlberg-Tag am Programm. Es würde nicht zuletzt deswegen heute wieder ordentlich zur Sache gehen, das sagte mir meine praktisch absolut perfekte Planung. Sepp und ich beschlossen, die Planung Planung sein zu lassen, und nahmen das Shuttle-Taxi bis hinauf zur Passhöhe. Als wir durch die engen Lawinengalerien hinauffuhren, war ich heilfroh über diese Entscheidung. Ich hätte dort meine Sünden abgebüßt, frage nicht.

Es war oben am Flexen saukalt.

Ich nahm an, dass es in Lech wärmer sein würde, und verzichtete auf eine lange Hose. Als wir durch Zürs hindurchdüsten begannen meine Oberschenkel zu zittern. Als wir in Lech ankamen hielt ich es nicht mehr aus. Auch ein Canuck ist ein Mensch.

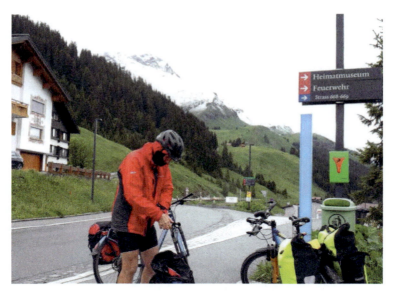

Nun begann eine wunderbare, ewig lange Abfahrt über Warth (die berühmte Lech-Warth Straße, die im Winter fast durchgehend gesperrt ist) hinunter nach Steeg in Tirol, immer entlang der Lech. Atemberaubend.

Die erste Pause legten wir ebendort ein, im Lokal der Einsilbigen. Dort konnten wir interessante anthropologische Studien über das Gesprächsverhalten männlicher Seitentalbewohner am Fuße des Großen Krottenkopfs anstellen. Es gab kein Gespräch. Männer kamen herein, setzten sich grußlos auf den Thekenhocker, bestellten mehr als weniger wortlos ihr offensichtliches Standardgetränk, starrten in der Runde vor sich hin und gingen dann. Aus. Wen die wohl wählen?

Das Lechtal ist gnadenlos schön. An dieser Stelle trafen wir Holländer. Die sahen das auch so.

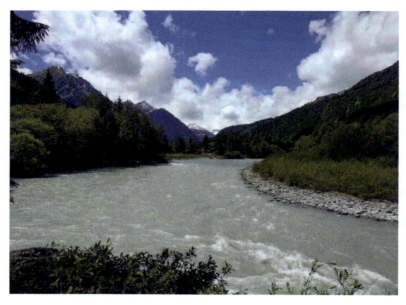

In Stranzach aßen wir das Radfahrermenü, vulgo Spaghetti. Ein zufälliger Blick auf die im Vorraum hängende Regionalkarte zeigte mir eine Straße, die wie eine Abkürzung nach Ehrwald aussah, also den Bogen via Reutte diagonal abschnitt, quasi Abschneider. Als gebranntes Kind was Abschneider betrifft, fragte ich vorsichtshalber den Wirt, ob er besagte Strecke kenne und wie deren Topographie sei, sprich ob es steil hinaufginge. „Ah na, nur zweimal a bisserl a Anstieg" war seine beruhigende Antwort. Frage nie einen Einheimischen, das bestätigte sich hier aufs Neue. Es ging ca. 8 Mal hinauf, unter anderem durch den kleinsten Ort mit eigenem Bürgermeister Österreichs, Namlos (kein Witz),

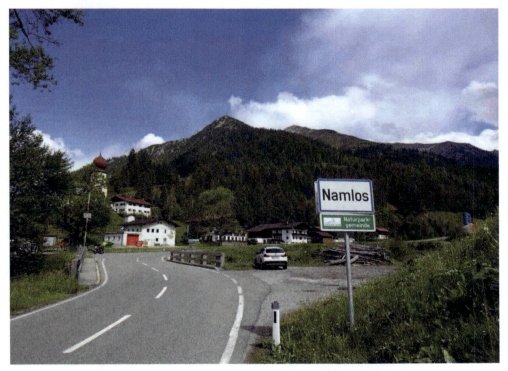

und diese bisserl Anstiege summierten sich auf 600 hm! Endlich erreichten wir Berwang beim letzten Anstieg, tranken dort einen Kaffee und plauderten mit einem belgischen Ehepaar. Die Flachländer sind ganz wild auf unsere Berge. Ich muss gestehen, ich hatte für heute genug, und war überglücklich über die anschließende richtig geile Abfahrt und Aussicht auf eine finale Rollstrecke bis Ehrwald.

Ich habe schon über Navis geschrieben, siehe Wuttachschlucht. Sepp verwendete auch eines, eigentlich eh brauchbar. Warum wir am Ende einer langen und anstrengenden Etappe von diesem auf einen weiteren Berg hinaufgehetzt wurden entzieht sich meinem Verständnis. Noch dazu auf einer steilen Forststraße mit meinem Lieblingsschotter, so von der richtig schmierigen Sorte. Als wir erkannten, dass uns der Weg ins Nirwana führen würde, musste ich mein Rad hinunter schieben. Nicht sehr elegant.

Endlich um viertel acht trafen wir in Ehrwald beim Spielman ein, am Fuße der Zugspitze.

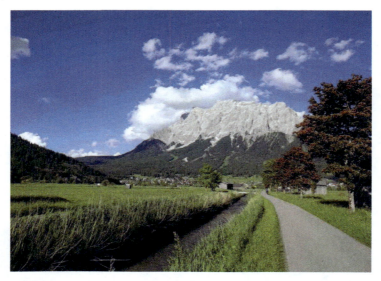

Ich war streichfähig, nach 99 km und 1.100 hm. Wir kannten das Hotel von früher und wussten, wie fein. Aber auch, dass Küchenschluss um acht war. Also nur Duschen und ab in die Gaststube. Sepp gab sich noch einen Aufguss, war aber auch bald zur Stelle.

Essen gut, Ende gut.

Gleich nach dem Aufstehen wollte ich das schöne Freibad nutzen, so wie damals auf der Bike Tirol. Gefühlte 7°C beim Wettertest am Balkon führten mich ohne Umweg in den Frühstücksraum.

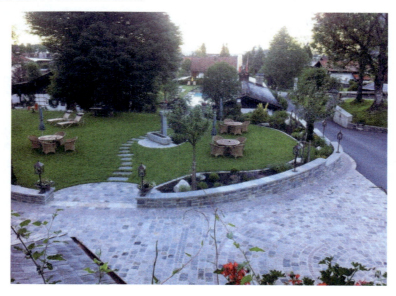

Wer kennt die Loisach? Ich jedenfalls kannte sie nicht, und erwartete mir auch nicht allzu viel nach dem opulenten Frühstück von der morgendlichen Abfahrt nach Garmisch. Ganz im Gegenteil, der Radweg führte liebevoll entlang dieses Zubringers zur Isar durch ein wunderbares Tal im Zugspitzenmassiv. Der erste Höhepunkt des Tages.

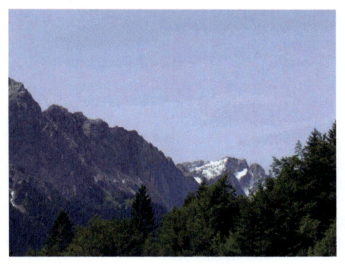

Weniger erfolgreich waren wir als Konsumenten in der deutschen Ausgabe von Kitzbühel. Sepps Getriebe blieb unrepariert, mein Wunsch nach passenden Radschuhen blieb unerfüllt. Egal, der nächste Höhepunkt folgte sogleich – die Isar. Ich wusste, dass sie durch München fließt, aber damit war meine Kenntnis dieses Flusses auch schon erschöpft. Es zeigte sich – die Isar ist eine Perle der Natur. Sie fließt etwas östlich von Partenkirchen ostwärts entlang des Karwendelgebirges völlig unreguliert. Dadurch mäandriert sie sich durch das Tal, hinterläßt jede Menge Schotter und Sand in Form von Wällen und Bänken, und belebt die Szenerie durch bunte Botanik.

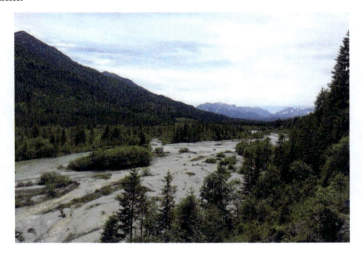

Der dritte Höhepunkt dieses Natur-pur-Tages war der Achensee. Der Aufstieg dorthin zog sich zwar wie ein Strudelteig, es waren auch wieder etliche sinnlose MTB Anstiege dabei, aber am Ende, auch am Ende meiner Kräfte,

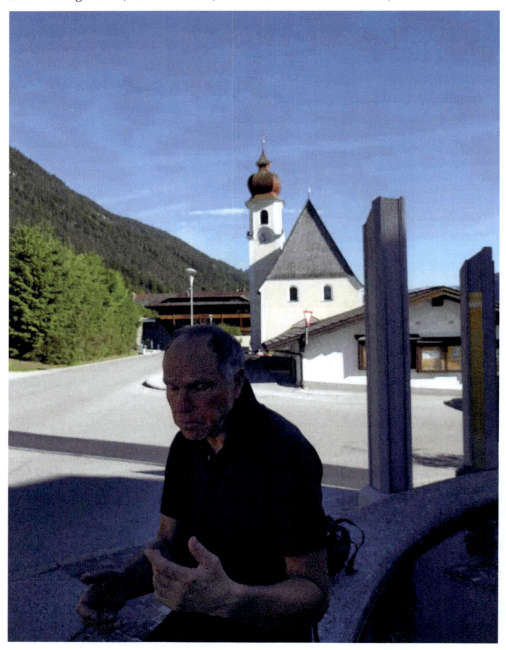

erreichten wir dieses Kleinod. Sepp war hier schon gesegelt, Klaus und Peter kannten ihn vom Aufstieg aus dem Inntal, Georg und ich vom Abstieg vom

Plumsjoch. Das Kaiserwetter, das wir seit zwei Tagen schon genießen konnten, war wie Schlagobers – schöner konnte sich diese Harmonie nicht entfalten.

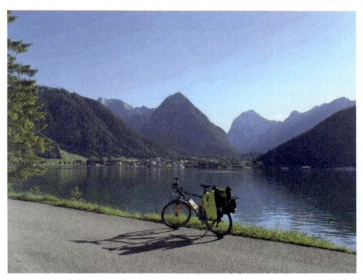

Die 108 km vom Vortag nach der zermürbenden Etappe nach Ehrwald ließen beim Frühstück keinen Widerstand gegen die Idee einer Etappenerleichterung aufkommen, zumal ein schönes Stück Gerlospass am Programm stand. Wir würden also die Bahn von Jenbach nach Zell/Ziller nehmen.

Die Fahrt zum Bahnhof führte hinab, steil hinab, und das auf Schotter.

Exkurs:

Mein Cube Delphi Pro sah gut aus, wies tadellose Features auf wie z.B. geschweißten Gepäckträger, und war sicherlich sein Geld mehr als wert. Alleine, nicht alles, was objektiv überzeugt, passt subjektiv. Ich wurde mit dem Rad nie

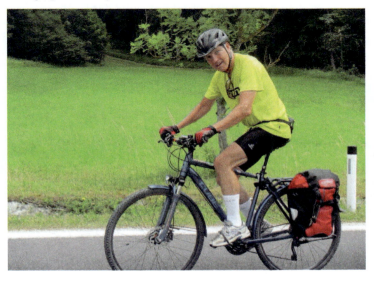

richtig warm. Mein Canyon, die alte Reiben, passte wie ein weicher Lederhandschuh. Es war wendig, relativ kurz, und hatte im Vergleich wenig Gewicht. Mit dem Cube fühlte ich mich wie auf einem Tanker, war jedoch Schnellboote gewohnt. Dennoch – das Rad leistete gute Dienste und ich wurde auf der gesamten Tour von Patschen verschont. Wo mir aber meine Nerven zu flattern begannen waren MTB Abfahrten. Dafür war das Rad und waren vor Allem die Reifen nicht gebaut.

Genau das war mir bei der Abfahrt nach Jenbach beschieden. Es fanden sich abends leichte Bremsspuren in meiner Hose.

In Zell (zum Mittagessen Thunfischsalat garniert mit Verkehrshölle) begann der Anstieg nach Gerlos. Der Sommer war voll angekommen, schwitz schwitz. Der Verkehr war voll aufgekommen, hust hust. Und als wir das Hotel Kristall erblickten, dachte ich mir: „wo sind wir da hingekommen?", kitsch kitsch.

Aber sie hatten ein Hallenbad, und das tat meinem müden und ausgetrockneten Körper so gut. Dafür verzieh ich Ihnen sogar die 25 € Aufpreis für den Wellnessbereich. In Anbetracht der kristallinen Speisekartenpreise zogen wir eine Pizzeria vor. Preislich sicher ein vernünftiger Entschluss, speisetechnisch fragwürdig. Meine Pizza war nicht zu schneiden, hier musste ich Sepp um Unterstützung bitten. Das Kauerlebnis muss ich, glaube ich, nicht weiter erörtern.

Die Holländer sind die längsten Europäer, das haben jüngste Messungen ergeben. Wir wurden am nächsten Morgen, dem mittlerweile 10. Juni, Zeugen eines Beweises in Fleisch und Blut, beim Frühstück (dem besten bisher). Da kam ein Paar herein, offensichtlich auf der Durchreise, wo sie sicher deutlich über 1.90 war, mit endlosen Beinen. Auch sonst war bei ihr alles tadellos. Aber sooooo groß, unglaublich.

Die 400 hm bis zum Pass brachten wir bald hinter uns, ab Gerlos fast ohne Verkehr; tja, da sieht man, was so eine Maut bewirkt. Danach ging es megageil die Mautstraße hinunter, 70 km/h leuchtete kurz am Tacho auf, rasante, super ausgebaute Serpentinen, eine davon sogar mit 360° (Achtung Denksportaufgabe!), Cinemascope-Panorama, da lachte der kleine Emil. Denn im Angesicht der Weite des vor uns ausgestreckten Salzachtals und der Höhe des Großvenedigers kam ich mir tatsächlich ein klein wenig klein vor.

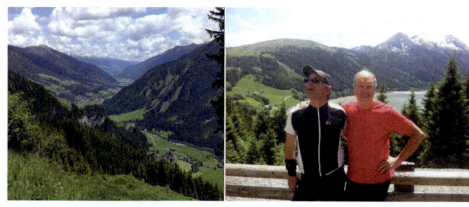

Der nun folgende Tauernradweg entlang der Salzach war bestausgeschildert und durchaus befahren. Als wir bei unserer Mittagspause in (nicht im) Wald gerade gemütlich im Gastgarten saßen und aßen, erhöhte sich die Frequenz aber geradezu explosionsartig, mit lauter E-bikes, jung und alt. ?? Des Rätsels Lösung: ein paar Meter weiter hatte ein Radhändler zum Probefahren eingeladen, und toute Wald und Forst hatte sich eingefunden.

Sepp konnte seine Augen gar nicht vom Kameraobjektiv lösen, so viele traumhafte Kulissen öffneten sich vor uns auf dem Weg nach Zell, dieses Mal am See, unserem

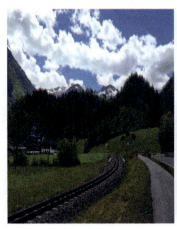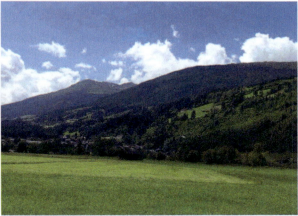

Planziel. Der Radweg zog sich in die Länge. 78 km nach unserem Start sah ich das Schild Jausenstation an mir vorbeiflitzen. Hier meldete sich sofort mein Stammhirn – stopp! Das sah ja komplett urig aus. Sepp musste nicht überredet werden, schließlich ist sein Credo „Hier trinke ich Bier, hier wollen wir bleiben". Wir bestellten bei der Wirtin und ergaben uns dem Zauber dieses Anwesens. Sie erzählte uns in der Folge, dass der Hof schon aus dem Jahre 1100 stammte!

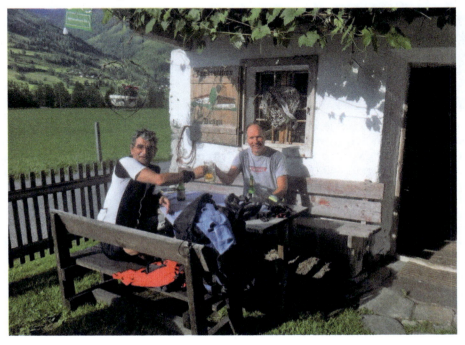

Als wir aufbrechen wollten, um im nahegelegenen Zell noch ein Quartier zu suchen, fragten wir sie, ob wir danach noch wiederkehren könnten, um nachtzumahlen. Wiederkehren sicher, meinte sie, aber die Küche sperrt um acht, da wird sich das Essen nimmer ausgehen, schließlich sei es ja schon sieben..... Als sich unsere Mienen verdüsterten meinte sie weiter, ob wir nicht gleich hier übernachten wollten, das Ausgedinge, vor dem wir saßen, sei unlängst zu einer Fewo ausgebaut worden. Ja und ob wir wollten! Das ganze Setting war perfekt, die Fewo mit pico bello Nassbereich, Sepp und ich in getrennten Zimmern, Abendjause mit kitschig-schönem Sonnenuntergang und Frühstück in der Morgensonne vor dem gotischen Hofportal. Das Dietlgut war mehr als gut, der Abschied fiel schwer.

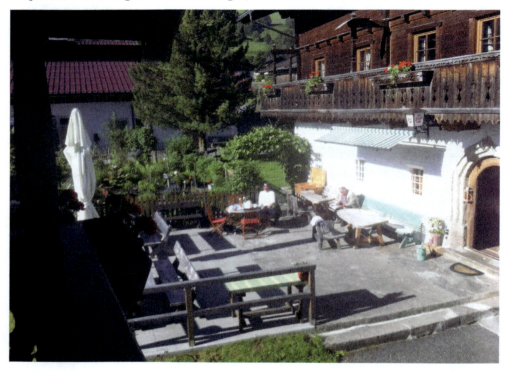

Ich hatte an den beiden letzten Tagen in Summe 1.500 hm erradelt, genug , um wieder einmal ein Schienentaxi ins Spiel zu bringen, also die ÖBB von Zell bis Lend. Die vielen von der Wirtin angekündigten vollverschleierten Damen ließen sich bei unserem Eintreffen in Zell nicht blicken. Die Stadt habe im Sommer mehr Araber als Einheimische hatte sie gemeint, wegen des Klimas, sprich Regen! Wie dem auch sei, wir kamen ausgeruht nach Lend. Das war auch gut so, denn die Anfangsstrecke in das Gasteinertal ist kein Lercherl. Zunächst ging es mit 20% Steigung gleich zur Sache. Als wir das endlich ertreten hatten, folgte eine schier endlose Fahrt durch den Straßentunnel. Zwar gab es einen getrennten Fahrstreifen für Räder, der Lärm war aber ohrenbetäubend, wie in einer Disco für Gehörgeschädigte, nur statt Musik reiner, ungefilterter Krach.

Als sei das nicht genug, lag unser Hotel natürlich ganz oben im ohnehin schon oben im Talschluss liegenden Bad Gastein. War es diese Mühe überhaupt wert?

Nun, wer kann schon behaupten in der Sommerfrische Sigmund Freuds übernachtet zu haben? Sepp und ich, in der Villa Excelsior. Reines Altösterreich.

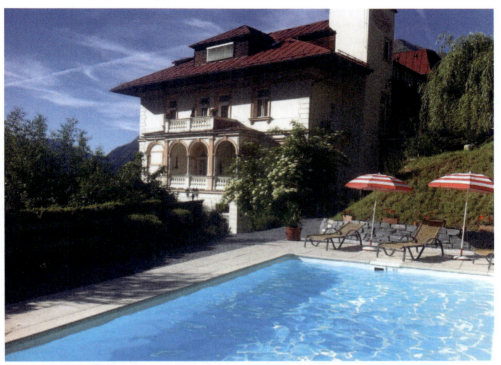

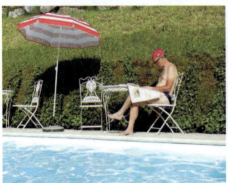
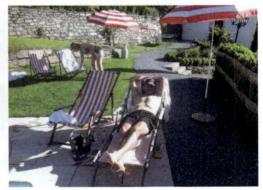

Exkurs

Nicht alle Beherbergungsbetriebe in diesem wirklich schön gelegenem Ort waren im ähnlichen Topzustand. Warum das so war, erfuhren wir vom Hotelier, einem Wiener. Die Geschichte geht so:

In der Monarchie war Bad Gastein weniger ein Teil Salzburgs als vielmehr eine Dependance von Wien. Das dokumentierte sich im Baustil, aber auch der diversen Attraktionen für die Kurgäste und Sommerfrischler. Viele Häuser gehörten betuchten, großbürgerlichen jüdischen Familien. Bis zum Anschluss blieb das im Wesentlichen so. Dann wurde auf Teufel komm raus arisiert. Bei Kriegsende standen die meisten

Riesenhotelkobeln leer. Die Amerikaner quartierten deshalb die Überlebenden der KZ Ebensee und Mauthausen dort zum Aufpäppeln ein. Darunter befand sich auch ein gewisser Duval. Die neuen Hotelbesitzer, nunmehr echte Salzburger, wollten Gastein wieder zum Hotspot machen, und waren nicht erfreut über die ausgemergelten KZ-Gestalten, die durch den Ort wandelten. Die Gäste könnten ja davon unangenehm berührt werden. Also taten die Einheimischen alles, um den KZlern das Leben zu vermiesen, in der Hoffnung, diese dadurch bald loswerden zu können. Herr Duval vergaß diese Behandlung nie mehr.

Als nunmehr reicher Unternehmer kehrte er in den 70ern als Käufer zurück. Ein Objekt nach dem anderen wechselte den Besitzer, auch das riesige Kongresszentrum, idealtypischer Bau des Brutalismus. Die Gemeinde hofierte Herrn Duval jetzt, große Revitalisierungsprojekte wurden entworfen, vom Bürgermeister abwärts hofften alle, dass nunmehr der große Wohltäter gekommen sei, um Bad Gastein aus dem Dornröschenschlaf zu erwecken.

Sicher nicht. Hier handelte es sich um den Besuch des alten Herrn. Bis heute verfallen diese Artefakte, und kein Mensch kann etwas tun gegen die unerbittliche Rache eines Gekränkten –Viktor Frankl schau runter.

Hier, in diesem Haus, das den Geist der Monarchie aus allen Tapetenporen atmete, genossen wir das letzte gemeinsame Abendmahl. Sepp war eine Riesenhilfe gewesen, ein wahrer Kamerad. Ich würde das in meinem Tagebuch festhalten, das stand fest.

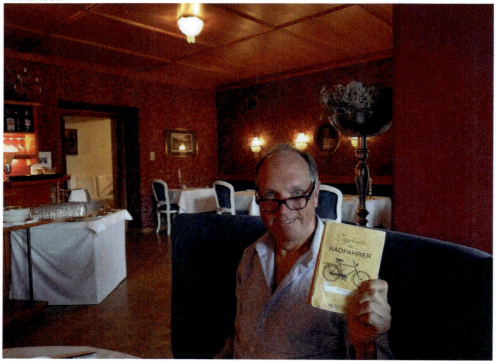

Einen besseren Abschluss der seppschen Tourphase hätten wir uns nicht wünschen können. Sie war auch die längste – 9 volle Tage waren wir gemeinsam unterwegs gewesen, Rekord!

Sepps und meine Wege trennten sich nach dem Frühstück. Meine nächste Verabredung war mit Christian bei der Pension Christine in Böckstein, die seiner Tante gehörte. Sie warteten beide schon vor der Tür auf mich. Kein Wunder, schien die Sonne doch wie ein Feuerball an diesem herrlichen Junimorgen.

Christians Rad sah etwas verändert aus.

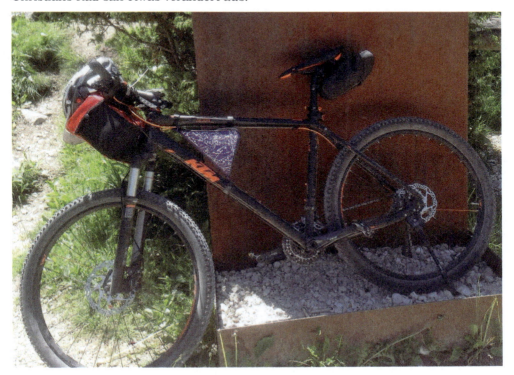

Ich kannte ja nur sein Carbon-Fully, das mit der knackenden Carbonsattelstütze. Was war passiert?

Die Wahrheit ist – der Alkohol ist ein Luder. Christian hatte nach einer Feier bei Freunden oben auf der Saualpe bei der Abfahrt zum Bahnhof im Tal am nächsten Tag eine Begegnung mit einem Stein. Dieser dürfte groß gewesen sein, Linasi hatte ihn trotzdem übersehen. Zwar hatte mein Freund Christian saumäßiges Glück, den Abwurf ohne gröbere Verletzungen überstanden zu haben, aber der Gneisblock, die Sau, brach den Rahmen des Fullys. Dies war Christian aber erst im Tal aufgefallen, nach ca. 1000 hm MTB Abfahrt mit einem kaputten Rahmen! Die Erkenntnis sickerte dann langsam ein - € 2.000 waren gerade vernichtet worden. Bitter.

Wir sprechen jetzt vom Vortag unserer Verabredung, dem 11. Juni, einem Sonntag. Auch im Freistaat Kärnten pflegen Radhändler an diesem Tag selbst zu fahren und nicht das Geschäft zu hüten. Ein Ersatzrad an diesem Tag zu mieten, kaufen oder einfach mitzunehmen war also ein echtes Problem. Auch bitter.

Sein Schutzengel war in Bestform. Telefonate ergaben: Christians Cousin war zufällig nicht weit weg, brauchte seine KTM nicht, und war bereit, sie Christian für die ganze Fahrt zu leihen. So kam mein Weggefährte in spe doch noch zum Ersatzrad, und ich zu einem Begleiter für die kommenden Tage.

Durch die Tauernschleuse ging es flott hinüber nach Mallnitz, Kärnten. Heute sollte der Tag der geilen Abfahrten werden. Was weniger geile Anstiege nicht völlig ausschloss, aber dazu später.

Also, vom Bahnhof weg begann sofort die Straße ins Mölltal zu fallen, 560 hm auf 9 km Entfernung nach Obervellach, sehr fein. In Winklern erfassten mich nostalgische Gefühle. Die erste Übernachtung auf meiner allerersten Mehrtagestour, 2002 mit Gerhard Wertanzl über den Glockner, hatte hier stattgefunden. Christian ließ es sich nicht nehmen, darauf anzustoßen.

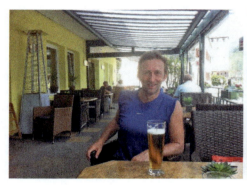 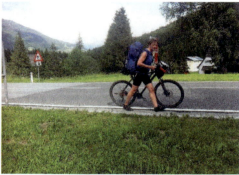

Die Idee war nicht so genial. Nach Winklern beginnt nämlich der Übergang nach Tirol, den Osten davon, und dieser Iselsberg genannte Pass, obwohl nur 300 hm, wurde zu Linais Schicksalsberg. Warum er hier komplett einbrach ist schwer zu erklären. Er war wie immer trainiert, wenn auch nicht vom Radfahren, ist 10 Jahre jünger als ich und erfreut sich anständiger Gesundheit. Nach dem Motto „wer sein Rad liebt, der schiebt" erreichte er die Passhöhe, halb verdurstet, ziemlich dehydriert. Gut sieht anders aus.

Die nächste Abfahrt übertraf noch jene vom Vormittag. 500 hm auf 5,5 km, gegenüber die Kette der Lienzer Dolomiten, kein Verkehr bis hinunter ins Drautal, jede Menge Kurven – Emil, was willst du mehr?

Weniger Verkehr auf der Drautal-Bundesstraße! Die paar hundert Meter bis in die Stadt Lienz hinein waren die Hölle.

Ich hatte kein Quartier vorgebucht. Das erwies sich wie schon in Piesendorf als Glücksfall. Denn als wir schon knapp dran waren infolge mehrerer Absagen aufzugeben, zeigte mein Begleiter auf ein altes Hotel am Hauptplatz. Eh schon wurscht dachte ich mir, und betrat das Hotel Traube. Im ersten Moment erschien es mir, als ob ich in eine Zeitmaschine geraten sei. Schwere Holzwandvertäfelungen, Wandmalereien wie von Egger-Lienz, Sinnsprüche wie von Otto Kernstock – Ständestaat 1935 ließ grüßen. Ich wollte schon umdrehen, sah aber dann zwei attraktive Maiden an der Rezeption, und besann mich eines Besseren.

Eines viel Besseren. Wir wurden upgegradet (warum? keine Ahnung, vielleicht weil Christian so gezeichnet aussah 😊), ich erhielt die sehr gediegene Biedermeiersuite, und die Damen wiesen uns auf das Hallenbad im Dachgeschoß hin. Ein Hallenbad in dem alten Kasten? Na servas, war mein innerlicher Kommentar.

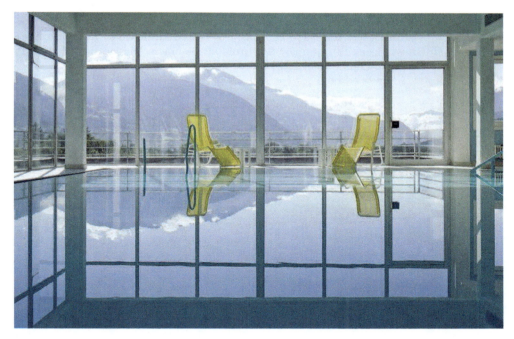

Es gibt schlechtere Plätze auf dieser Erde.

Einige Briten nutzten diese Wasserwelt so wie wir und so kam ich ins Gespräch. Es handelte sich um eine Incentive-Reise für die Mannschaft einer IT-Firma in den Midlands. Der Chef, mit dem ich mich unterhielt, war zum ersten Mal in Österreich und war ziemlich beeindruckt vom Paket an Landschaft, Beherbergung, Cuisine, und Teambuilding-Aktivitäten. Ursprünglich hätte die Reise nach Schottland gehen sollen, aber wegen deren Aversionen gegen die Engländer stimmte die Mannschaft für den „Kontinent", also Festlandeuropa. Und da Tirol im Zentrum liegt, warum nicht dorthin. Also Lienz.

Die Frage sollt eher lauten- wohin sonst. Wir saßen zum Frühstück am Balkon des Hotels, das genau viavis des Schlosses liegt. Was für ein Panorama. Es war schon

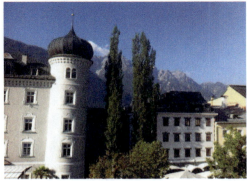 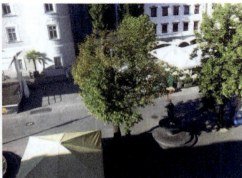

warm, und irgendwie lag südländisches Flair ein bisschen in der „air". Dieses so anregende Gefühl wollten wir noch eine Weile auskosten. Dass dieses auf der Drautalbundesstraße definitiv binnen Minuten verfliegen würde, war uns klar.

Hier sprangen wieder meine Freunde von der ÖBB ein. Um 10.50 Ortszeit verließen wir den Hauptbahnhof des zentralen Ortes Osttirols und kamen eine halbe Stunde später an einem weniger zentralen Ort Südtirols an, Toblach. Die Drauquelle war schnell erreicht, kurz danach Innichen, wo sich Christian eine alternative Möglichkeit für ein Leihrad bot.

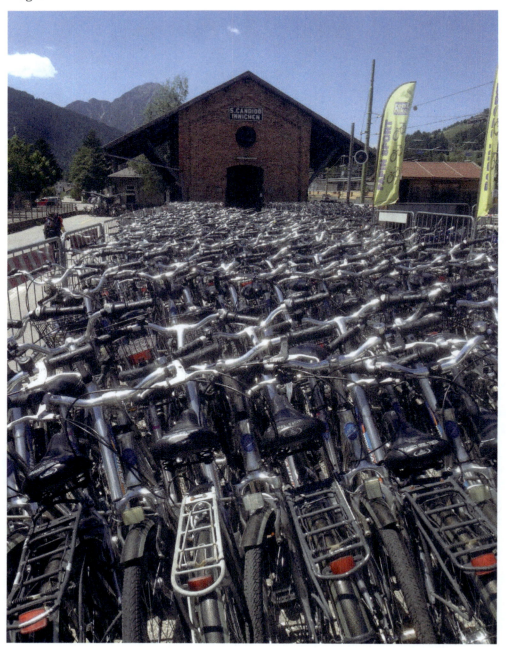

Es bot sich mir ebenfalls eine Gelegenheit, nämlich mich wieder einmal samt Rad hinzulegen. Eines der linas´schen Bremsmanöver, Marke gach, traf mich unvorbereitet, und bis ich so weit war, auszuweichen, die Bremshebel zu ziehen, meinen Sitz zu versenken und meinen Fuß aus dem Pedalhaken zu ziehen, lag ich schon. NB! nicht seine Schuld.

Dafür begann hier ein bestausgeschilderter, offensichtlich beliebter Radweg entlang der Drau. Beliebt, weil von Südtirol kommend praktisch bis Lienz durchgehend bergab. Wir wollten aber nicht bis Lienz fahren, sondern auf halbem Wege in Strassen unser Quartier beziehen. Was ohne weiters auch möglich gewesen wäre, hätte Christian so wie meine bisherigen Begleiter ein Navi gehabt. So aber fuhren wir uns in einen Rausch, und kamen erst in Thal drauf, dass wir die Abzweigung nach Strassen verpasst hatten. Ich muss gestehen, bergauf waren die 10 km zurück bei mir weniger beliebt.

Unseren Wirt lasse ich hier aus, war nicht der Rede wert. Dafür war das Restaurant daneben, der Strasserwirt, eine Entdeckung und einen Mehrtagesurlaub wert.

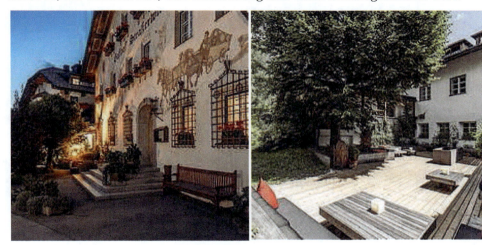

Spitzengastronomie! Mit einer Flasche Riesling vom Huber im Traisental als flüssige Stütze genossen wir beide beachtliche Kreationen aus der leichten Küche, und waren danach ganz einfach satt glücklich. Der Umweg von vorher war längst vergessen.

Der Strasserwirt hatte sogar ein Postkästchen. Dort warf ich in der Früh meine 16. Ansichtskarte ein. Über zwei Wochen war ich also schon unterwegs. Die gute Nachricht dabei war: noch immer war ich mit Freude dabei. Die schlechte: nur noch knapp drei Wochen verblieben.

Nach 450 hm hinauf zum Kartitscher Sattel und einem endlosen auf und ab im Lesachtal erschien mir die Nachricht so schlecht doch nicht zu sein. Das Tal ist ja absolut sehenswert, idyllisch wie aus der Ja-natürlich-Werbung, mit einem sehenswerten sakralen Ensemble, Maria Luggau. Dort kaufte ich für Regina ein klassisch-kitschiges Häferl als Andenken. Auf dieses Zusatzgewicht kam es bei der Tonnage meines Gepäcks auch nicht mehr an.

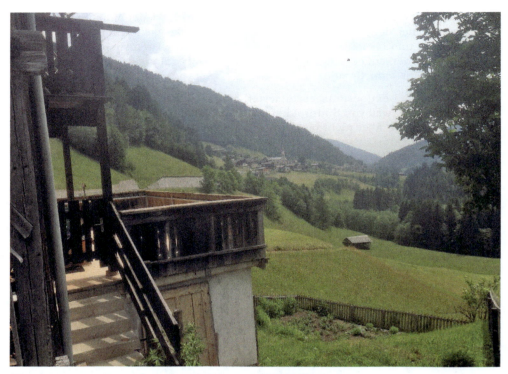

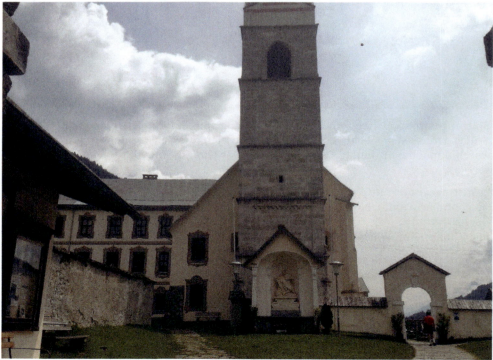

Aber die wellenartige Topographie der Straße machte mich fast seekrank. Christian war davon eher unbeeindruckt. Das ist immer wieder das gleiche Phänomen bei ihm. Von Tag zu Tag wird er stärker, egal auf welcher Tour. Auch an diesem Tag, beim Eintreffen in Kötschach-Mauthen nach knapp 1000 hm in den Beinen, schien er kaum beansprucht zu sein.

Heute war Damentag. Zu Mittag servierte uns den Kaiserschmarrn eine Wirtin aus Dresden. Im Hotel in Kötschach wurden wir von Mutter und Tochter Sonnleitner begrüßt. Und ebendort durften wir Gabi, die beste Freundin meiner Tochter begrüßen. Da gab es viel zu erzählen, von der Tour aber noch mehr von Gabis Wanderjahren in Spanien und Papua-Neuguinea und der Sesshaftwerdung hier in Kärnten, woher sie auch stammt.

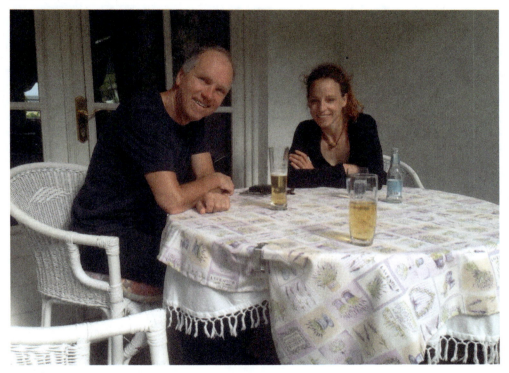

Beim tollen Abendessen (einer der ersten Gourmettempel Österreichs!), gekocht und zubereitet von der, würde ich vermuten, bekennenden Lesbe Sonnleitner jun., erzählte uns die Frau Mama von den Sorgen eines in die Jahre gekommenen Vertreters der Nouvelle Cuisine und kulinarischer Folgemoden. Sukkus: Geschäft ist das keines mehr. Ja mei, in den 80ern wären noch Wiener oder Grazer extra angereist, um im heiligen Gral der Spitzengastronomie verweilen zu dürfen. Aber heute – Nepuchanten wohin du schaust. Ob sie uns in diesen Kreis mit einbezog, weiß ich nicht. Aber dass die Hütte kein Geschäft ist, weiß ich gewiss. Außer uns beiden war nur noch ein Ehepaar zugegen – den ganzen langen Abend lang.

Gabi wollte uns noch ein wenig geleiten. Wir holten sie und ihre beiden Kinder von ihrem Haus am nächsten Morgen ab und fuhren anschließend im Konvoi gemeinsam auf dem Gailradweg bis Dellach. Clara und Luis, die kleinen Racker waren dabei quietschvergnügt. Wir auch.

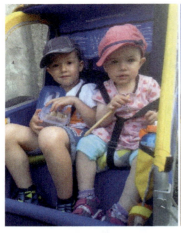
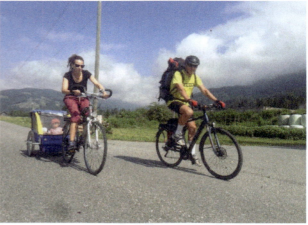

Sehr pomale ging es auf dem Radweg, der Gail mehr oder weniger folgend, bis Tröbliach. Mir sagte der Ortsname gar nichts, aber Christian klärte mich auf. Von hier fuhren die Gondeln hinauf aufs Nassfeld. Nachdem ich ihm erklärt hatte, dass ich noch nie hier gewesen war, erklärte er mir, dass sich das bald ändern würde. Mit seinem autochtonen Schmäh konnte er uns zu Bestkonditionen hinaufbringen lassen, die Räder bis zur Mittelstation, wir beide in Person ganz hinauf. Das Panorama – beeindruckend. Der Faktor Mensch – beeinträchtigend. Denn die unzähligen Narben, die Christians Landsleute in die Natur hineingeschnitten und gefräst haben, sind keine Zier.

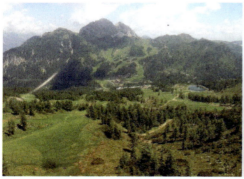
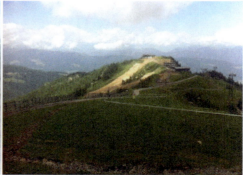

Eine dieser Narben war die Passstraße. An dieser Stelle muss ich beichten. Auch wenn keine Zier, eine verdammt geile Endlosabfahrt ist sie, diese Narbe. Zum zweiten Mal auf der Tour blinkte kurz der 70er auf. Wenn nicht diese PKW mit deutschen Kennzeichen wie ALF, BED, DUD, ja sogar EW vor mir gewesen wären, wer weiß, welches v-max noch drinnen gewesen wäre.

Wieder zurück am Gailweg machten wir noch gemütlich Pausen in Vorderberg (siehe KSB-Tour, Gruppenbild mit Felt, Esel, Emil und punktiertem Schlauch) und vor Villach bei Lisi in ihrer Almwirtschaft bei zwei gespritzten Most. Um halb Acht hatten wir schließlich unser Tagesziel Warmbad Villach erreicht, nach knapp über 100 km. Da ich davon ausgegangen war, dass sich in Kurbadnähe jede Menge Beherbergungsbetriebe ansiedeln, hatte ich nichts reserviert. Fehler.

Das Thermalbad war wegen Renovierung geschlossen, die meisten Hotels auch. Christian wollte mich in unserer Not zuerst in ein Haus ala Psycho von Hitchcock einquartieren, dann in einer Absteige der rumänischen Mafia, wo ihm aber rasch nonverbal klar gemacht wurde, dass er eine persona non grata war. Schließlich wurde es die Suite im Fürstenhof, einer Pension mit ausgeprägtem Balkancharme. Cevapcici zum Abendessen im durch kaltes UV-Licht aus der Bar beleuchteten und in einen Parkplatz auslaufenden Gastgarten – so ungefähr sieht es in Nis auch aus.

Interessanterweise hatten wir keinen Umzug gesehen an diesem Fronleichnamstag, ging es mir noch durch den Kopf, als ich mich anschickte, meine Müdigkeit durch einen gesunden Schlaf abzuschütteln.

Ganz gelang das Abschütteln nicht. wieder einmal spielte die Bahn Retter in der Not. Zunächst von Villach nach Krumpendorf, von wo wir seeuferpromenierend bis zum Lido di Guadodilamenti (Klagenfurt) radelten, wo die Reichen, Schönen und ganz Wichtigen sozusagen entre nous sind, und die Kellner sich aus der Schnöselabteilung requirieren. Das musste ich gesehen haben, meinte mein einheimischer Kompagnon. Hier war er ja schließlich quasi sozialisiert worden.

Nun, es war sehr schön, es hatte mich sehr gefreut, aber mehr freute ich mich auf das Liaunig-Museum. Ich hatte in einer Zeitschrift darüber gelesen – das Museum mit der größten Sammlung zeitgenössischer Kunst Österreichs in einem Kunststück moderner Architektur. Interessanterweise kannte es kein Schwein hier in Kärnten. Wo immer ich auf unseren bevorstehenden Besuch dieses Museums hinwies, erntete ich nur leere oder fragende Blicke, nach dem Motto „wovon spricht dieser fremde Mann?". Als wir nach weiterer Bahnfahrt bis Aich im Jauntal und kurzer Abfahrt nach Neuhaus im Drautal das Museum erblickten, wich meine leichte Verunsicherung (siehe kein Schwein ...) ungläubigem Staunen. Meister Liaunig hatte mit seinem Geld, d.h. einem kleinen Teil davon, wozu ist man schließlich einer der betuchtesten Männer dieser Republik, etwas schaffen lassen, das hierzulande seinesgleichen sucht.

Die Architekten Querkraft aus Wien hatten im Prinzip zwei Röhren in Kreuzform unter die Erde, in den Flusshang versenkt, diese aber dabei so konzipiert, dass der gesamte riesige Innenraum mit natürlichem Licht ausgeleuchtet wird – während des Tages naturgemäß.

Dort hängen Gemälde aus der Who´s who Liste heimischer Künstler nach dem 2. Weltkrieg. Bohatsch, Klinkan, Painitz, Pongratz, Prachensky, Rainer, Schmalix, Staudacher uva. sind mit großformatigen Werken vertreten. Da Liaunig aber nur Maler sammelt, die ihm selber gefallen, sind Fuchs, Hutter, Hausner und Konsorten nicht zu finden. Der Mann hat also Geschmack.

Schon das Vestibül ist ein Donnerschlag. Scheinbar schwerelos fügen sich die gigantischen Betonkuben ineinander. Danach geht es Schlag auf Schlag weiter, bis zum Skulpturenpark im Freien hoch über der Drau.

Mein persönliches Highlight war die Sammlung afrikanischer Glasperlenkunst. Ich hatte mir vorher nichts darunter vorstellen können. Seit Beginn des kolonialen Handels durch Portugiesen wurden venezianische Glasperlen gegen Sklaven und Elfenbein eingetauscht. Daraus wurde faszinierender Schmuck gemacht, oft mit Tierfiguren, als Kopfbedeckung, Kleidung, Krönungsornat oder einfach zur Zierde.

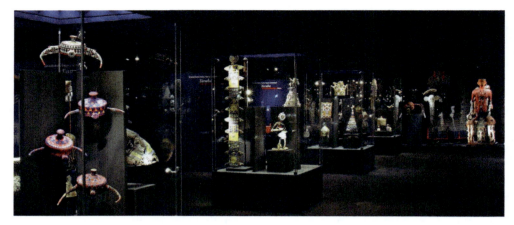

Hier war einer der wenigen Räume mit Kunstlicht, das die Ausstellungsgegenstände besonders vorteilhaft in Szene setzte.

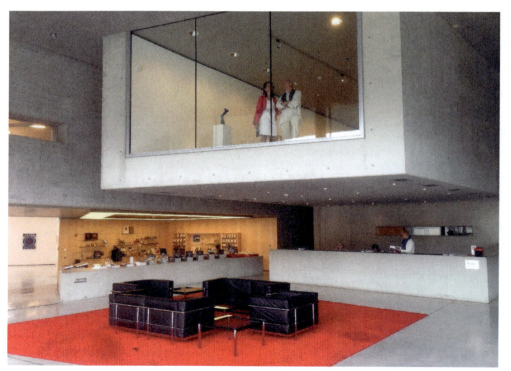

Das Vestibül.

Hier befand sich auch ein kleines Cafe, das Elsässer Flammkuchen anbot. Wir nahmen das Angebot an. Kulinarische Höhen erklommen wir hierbei nicht, die Architektur ist auf einem ungleich höheren Niveau.

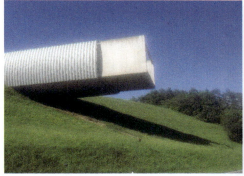 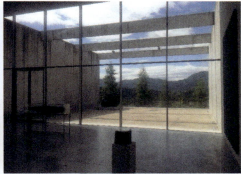

Museumsrohr von außen.　　　　　　Museumsrohr von innen.

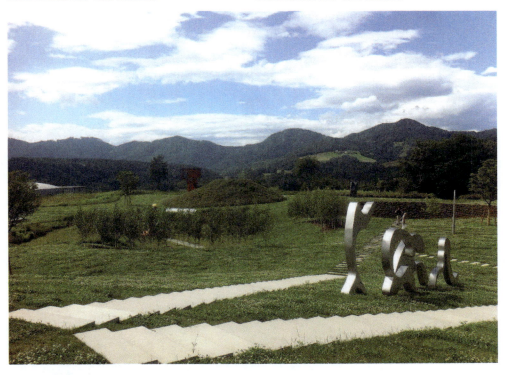

Skulpturenpark am Dach.

Dieses Museum wurde schon vier Jahre nach der Eröffnung unter Denkmalschutz gestellt. Hätte ich auch gemacht.

An diesem besonderen Tag erwartete uns noch ein weiterer Höhepunkt, auch im wörtlichen Sinne. Über Lavamünd, wo originellerweise die Lavant in die Drau mündet, ging es der aufgelassenen Bahnstrecke entlang (nicht auf, sondern neben, bitte frage nicht warum) sehr malerisch bis St. Paul, dem berühmten Stift. Bis zum Rabensteiner, unserem Tagesziel, lagen zwar nur noch 3,5 km vor uns, aber die knapp 300 hm schleppten sich noch ordentlich hinauf. Endlich um 18.30 war es soweit – unser Quartier lag vor uns, gleich unterhalb der Ruine Rabenstein.

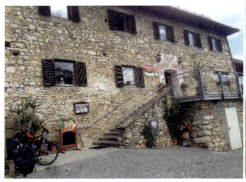 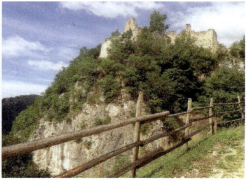

Sehr schön, sehr authentisch, aber leider zu. Und wir fanden den Schlüssel nicht, den Frau Handl lt. Telefonat unter dem Blumentrog versteckt haben sollte. Grrrr. Doch es löste sich noch alles in totalem Wohlgefühl auf. Der einzige andere Gast ließ uns hinein, wenig später erschien die Wirtin, und bei Kasnudeln, hinuntergespült mit hausgemachtem Most, auf der Blick-ins-Land Terrasse sitzend, meinte ich hier schon den Vorhof zum Paradies zu spüren. Christian glaube ich auch.

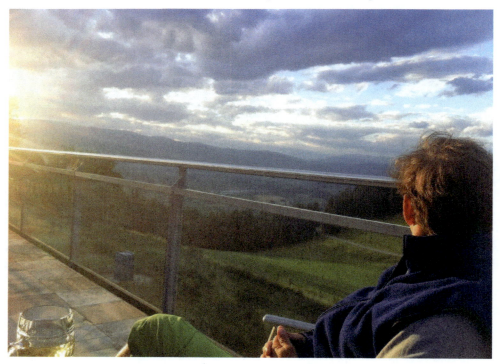

Aber jede Idylle geht einmal zu Ende, so auch hier. Die rasante Abfahrt entschädigte ein wenig dafür. Es ging zum Bahnhof St. Paul, aber nicht zur Bahn, sondern zu Ilse und Helmut, meine neuen Weberknechte, © Christian Linasi.

Helmut war mehr fürs Bergabfahren, verständlicherweise bei seinem Herzflattern, und packte unser Gepäck in das Begleitfahrzeug. Sehr kommod. Ilse jedoch erwies sich als Berggämse, trotz starken Gegenwinds auf dem Lavantalweg. Der Weg führte neben dem Obdachersattel zur Landesgrenze, ab hier mutierte er zum

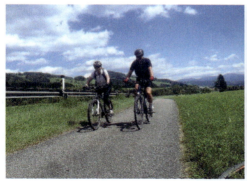 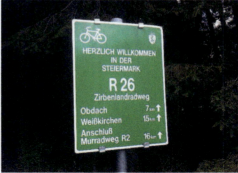

Zirbenlandradweg. In Obdach sollte Helmut auf uns warten, das war die Abmachung. Als unser Trio dort am Hauptplatz ankam war aber von Dr. Baminger leider nichts zu sehen. Wieder einmal bewahrheitete sich der Spruch „gut gemeint ist nicht unbedingt gut". Helmut hatte nämlich oben am Sattel neben der Bundesstraße gewartet. Fehler. Egal, wir fanden einander, aßen gemeinsam ein Eis und bewunderten Christians Ruhe, da er doch seinen Zug in Judenburg erreichen wollte. Ganz stoisch genoss er die heiße Liebe. Als wir schon glaubten, er wolle in Obdach übernachten, sprang er plötzlich wie von der Tarantel gestochen auf, hievte sich aufs Rad und ward nicht mehr gesehen. Zumindest bis Judenburg. Denn als Helmut und ich nach rasanter Abfahrt auf dem Radweg im Granitzenbachtal zum Bahnhof Judenburg einbogen, stand unser Kärntner dort, einsam und allein. Wie ich später erfuhr, änderte er daraufhin seinen Plan und nahm den nächsten Zug, aber nicht nach Wien, sondern Klagenfurt. Das nenne ich Spontanität. Lustigerweise stieg Rudi genau aus diesem Zug aus Wien kommend aus. Beide sagten kurz Servus zueinander, dann fuhren beide in entgegengesetzte Richtungen davon. Rudi stieß kurz darauf zu uns, und wir bezogen dankenswerter Weise unser Quartier im Haus von Ilses Mutter.

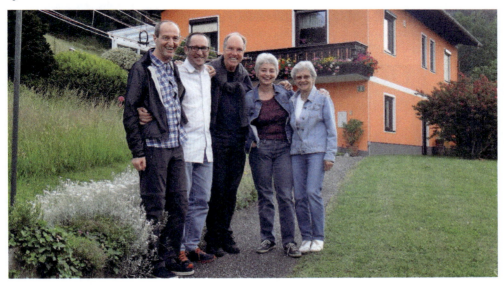

Der Tag ging nach einem Abendessen beim Dorfwirt (Riesenportionen!) mit einer Tarockpartie zu Ende. Zum gefühlten ersten Mal in 2017 schrieb ich Pluspunkte an, zwar nur 12, aber immerhin, damit begann mein Lauf im zweiten Halbjahr.

Dass auch noch meine Wäsche gewaschen wurde, war das Sahnehäubchen dieses Tages. Ich schlief hervorragend, in einer eigenen Wohnung!

Wie schon auf der Vorseite zu sehen, beginnen jetzt die Gruppenfotos, denn so wie Aladin seine Lampe hat Rudi seine Zauberkamera. Ob unter Wasser oder am höchsten Berg, ob selbstauslösend mit Tripodstativ oder vom fahrenden Rad aus aufnehmend, ein Bild wo nicht zumindest drei Menschen oben sind, ist fotografisch wertlos – dixit Dr.Lercher. Daher gleich die nächste Kostprobe. Da ist ja schon wieder ein Neuer zu sehen, Victor. Kam mit E-Unterstützung aus Wien, vulgo ÖBB,

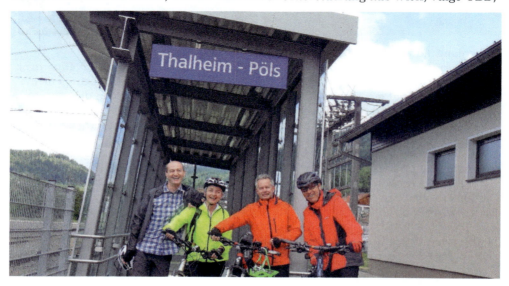

und beabsichtigte mit E-Unterstützung weiterzufahren, vulgo E-bike. Das war natürlich feig, wir strampeln uns da schwitzend ab und er spielt den Herrenfahrer. Egal, wir nahmen ihn dennoch in die Gruppe auf und erfreuten uns an diesem herrlichen Tag des wunderschönen Murradwegs.

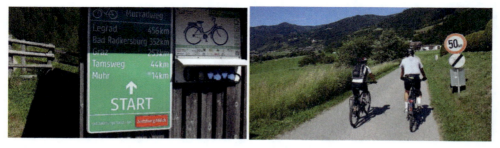

Über Frauenberg und Scheifling kamen wir nach Frojach, wo wir die erste Rast am Bahnhofsbuffet einlegten. Ein witziger Zufall, denn auf der Pilgerwanderung nach Gurk hatten Regina und ich 2010 ebenfalls genau hier pausiert. Viel hatte sich nicht geändert.

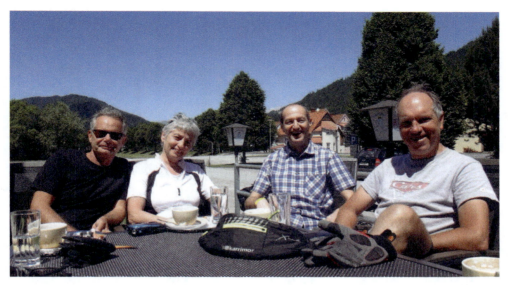

Gruppenbild mit Dame.

Denn Helmut war vorausgefahren, um uns in Murau beim Brauhaus zu erwarten.

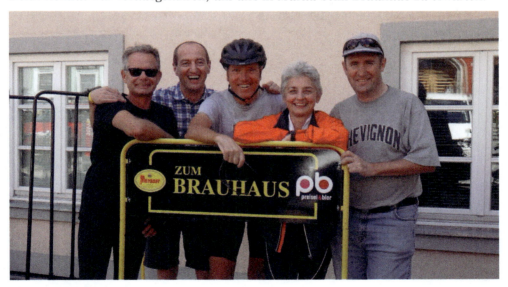

Gruppenbild mit Dame und dieses Mal auch mit Gatten. Das war vorerst das letzte Gruppenfoto mit Ilse und Helmut, aber sicher nicht das letzte überhaupt. Keine Sorge, dafür sorgte schon Rudi. Der im Übrigen herzhaft vom Personal begrüßt wurde, hatte er doch hier seine (Bier)prägejahre verbracht. Also ein echtes Wirtshauskind. Wir aßen gut, wir aßen reichlich, aber da wir noch bis Tamsweg mussten, mussten wir das Durchkosten der Hopfenspezialitäten sein lassen. Ilse und Helmut sagten Tschüss auf steirisch, und die drei Herren von links verließen diese schöne Murstadt ohne die beiden.

Die restliche Etappe zog sich, und um sechs endlich trafen wir ein, nach fast 1.200 hm und knapp 90 km.

Ein guter Schlaf beim Knappenwirt ließ meine Lebensgeister erwachen. Heute hatten wir eine Stange Höhenmeter vor uns, es ging zur Murquelle.

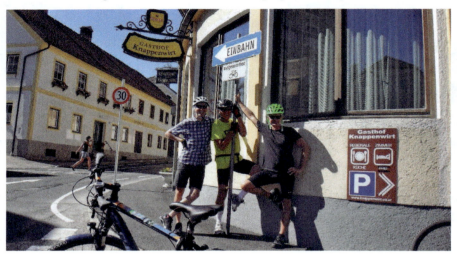

Wir waren gut drauf, ich besonders, da Rudi selbstlos meinen Rucksack auf seinen Gepäckträger montierte. Schlauerweise ließen wir unser Gepäck nach kurzer Fahrt bei unserem nächsten Quartier in St. Michael zurück und begannen dann fast schwerelos den Aufstieg zur Sticklerhütte.

Der hatte es in sich. Dort hinten war unser Ziel, zumindest sah es so aus.

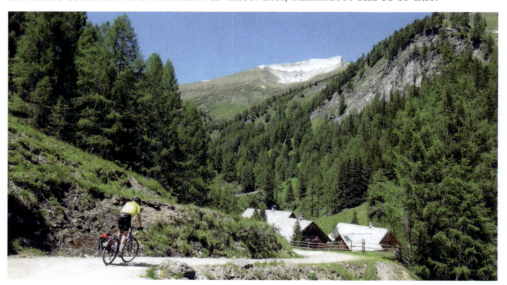

Ab Muhr ist der Anstieg als knackig zu kategorisieren. Zunächst Asphalt, dann Schotter, die Steigungen derart, dass ich dreimal absteigen musste. Dank Rudi

Anschieber gelang es mir danach immer wieder zu starten, und unser Ziel zu erreichen, die Sticklerhütte, wo knapp dahinter die Mur entspringt.

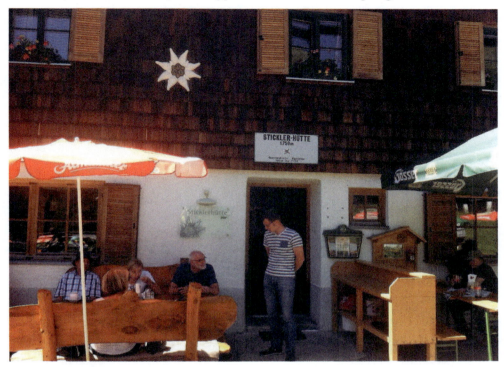

Mann, war ich durstig!

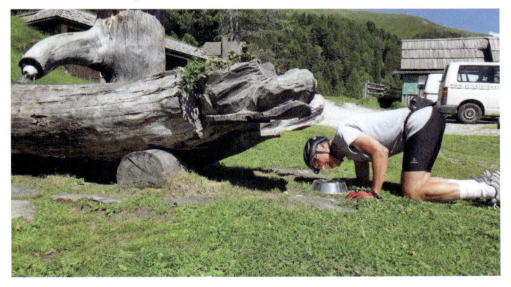

Einen Eachtling-Erdapfel (Lungauer Ofenkartoffel) später brachen Rudi und ich zur Abfahrt auf. Unser E-bike Sieger wollte noch die letzten Geheimnisse des Murursprungs erkunden – wir ließen ihn ziehen. Bis Muhr war die Strecke für mein

Reifenprofil resch, sehr resch. Mein Canyon wäre hier eine feine Sache gewesen, so aber war Bremsen an der Schlupfgrenze angesagt, was nicht immer gelang und zu unverzüglicher Adrenalineinspritzung führte. Gottseidank habe ich keine Herzprobleme.

Zum Entspannen war das Hallenbad des Wastlwirts natürlich perfekt, ebenso das sehr feine Dampfbad. Dies war die gute Nachricht zu diesem Hotel, das laut Rudi zu den guten gehörte. Er kannte sich in der Gegend aus, schließlich war er dort schon als Knabe auf seine Laufbahn vorkonditioniert worden. Wer könnte sich auch, ob solcher Initiation in heimatlichen Gefilden, den Lockrufen dieses Finanzdienstleisters entziehen?

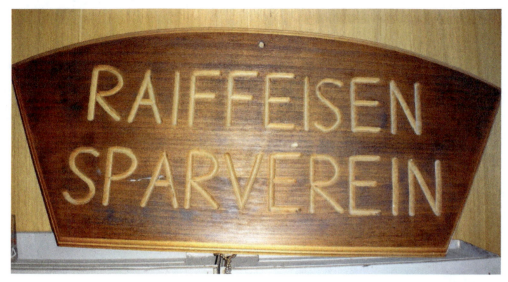

Zurück zum Wastlwirt. Selten sah ich Rudi so verfallen wie beim Abendessen im Gastgarten. Uns war eine Kellnerin zugeordnet, deren Familienname sicher mit „ic" endet. Ich betone das deshalb, weil die ungute Frau dieses angebliche Toprestaurant mit einer montenegrinischen Cevapcici-Hütte verwechselte. Überfordert, hantig, unaufmerksam. Nicht genügend, setzen! Wir brauchten zwei Flaschen Wein um unseren Grant zu besänftigen. Eine dritte schafften wir nicht mehr, Sperrstunde. Das war schade, da wir an diesem Abend an den Lippen von Victor hingen, als er uns Geschichten aus der Schatztruhe seines nicht gerade langweiligen Lebens erzählte. Sehr gut, schlafen gehen!

Victor hatte Geburtstag am nächsten Tag, dem 20. Juni. Und wie zur Feier schien uns die Sonne an diesem Morgen zu sagen „glaubt ihr nur in Australien produziere ich schwarze Melanome?". Um der Hitze zu entfleuchen spurteten wir zur Burg Moosham durch einen schattigen Steig. Der Schatten war super, aber der steinige Schotter Gift für mich. Also wieder einmal schieben. In Mauterndorf, oben, erholte ich mich bei einem Kaffee. Welch entzückender Ort, so stelle ich mir eine funktionierende und ästhetisch ansprechende Landgemeinde idealtypisch vor. Kirche, Geschäfte, Wirtshäuser, alles proper, alles da. Erinnerte mich an das Engadin in Graubünden, sah ein bisschen aus wie Zernez oder Scuol, wo Wertanzl und ich auf unserer Graubündentour Chur – Landeck 2003 übernachtet hatten.

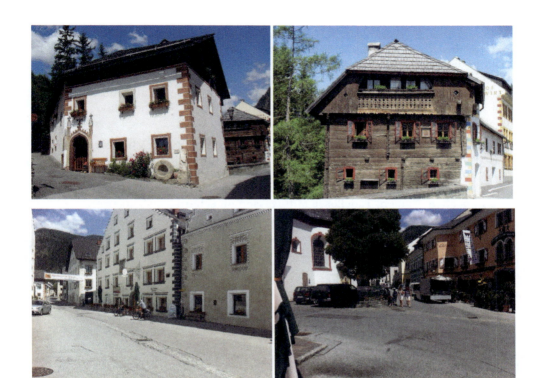

Und hier endlich bekam Victor seinen Macchiato, come deve essere sempre.

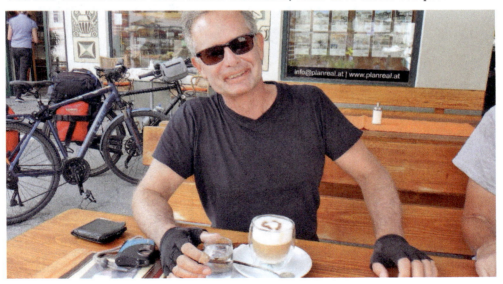

So einfach kann man Menschen glücklich machen.

Nach Tweng begann der langgezogene Aufstieg zum Radstädter Tauernpass bei 30 Krügeln im Schatten, schwitz. Die letzten Meter wurden noch zur Spezialberg-wertung, denn Victor kannte sich auf Grund seines Winterurlaubs hier besonders gut aus, und so wurde der von ihm empfohlene Abschneider zur Passhöhe ein konstanter Kampf gegen das Absteigen. Hier wäre natürlich ein Kaffee angesagt gewesen. Konjunktiv wohlgemerkt. In ganz Obertauern gab es kein einziges offenes Lokal! In diesem Hotspot des Tourismus, vollgepflastert mit Hotels und Animierhütten. Rudi gelang es, mir eine Ansichtskarte und einen Aufkleber fürs Rad beim Tourismusbüro (hatte offen!) zu ergattern, aber sonst absolute tote Hose. Da war ja in Ischgl noch mehr los gewesen, und jenen Ort hatte ich schon als Ghost-town apostrophiert.

Daher geschwind zur Abfahrt angetreten. Und die war echt geil, V-max war zum dritten Mal auf der Tour zu sehen, also 70 km/h. Gute 20 km fast nur bergab, 900 hm hinunter, einige Steilstufen, wunderbar. In Radstadt (finde ich toll, die Namensgebung) unten im Tal der Enns mussten wir quasi naturgesetzlich stehen bleiben, bei dem Namen. Tadelloses Mittagessen im schattigen Gastgarten.

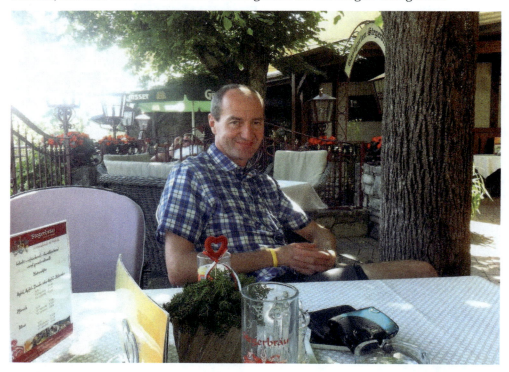

Das letzte Talstück fast eben (no na) bis Flachau war gleich erledigt, das Quartier bezogen und ein wenig Zimmerruhe vereinbart. Ich nutzte das um meine Radlerhose wieder einmal general zu reinigen, war schon an der Zeit, weiß Gott.

Das beste Beuschel meines Lebens in Flachau vorgesetzt zu bekommen, hätte ich vor der Reise für einen Witz gehalten. Aber tatsächlich, im modisch-modernen Ambiente eines teilweise überdachten Gastgartens genoss ich genau das – zum Niederknien, gekocht von der Mama, verriet uns der Jungwirt nach getaner Arbeit. Das Ganze garniert von der ruisdael´schen Farbenpracht des aufziehenden Gewitters.

Ein schöner Abschluss des dritten Tages in Reihenfolge mit um die 1.000 hm. Ich schlief gut in der Dependance des Salzburgerhofs, vom nächsten 1000er träumend.

Der auch am nächsten Tag fast erreicht wurde. Der Ursprung der Enns war angesagt. Bis Flachauwinkel sanft, dann aber auf einer Forststraße steil und heftig bis zur Unterennsalm.

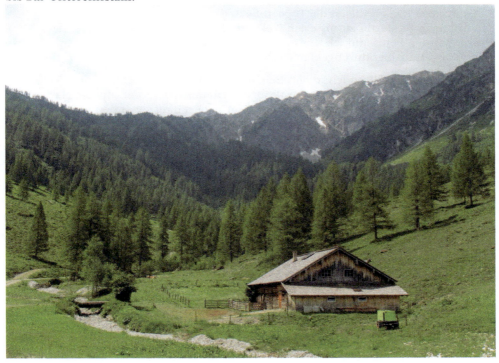

Dort lernten wir den Senner der Taubhütte kennen, der den Sommer hier oben abseits der Zivilisation mit seinen Kühen verbringt. Der Mann wirkte sehr entspannt, was man von mir nicht so behaupten konnte. Meine Parabererbräune bitte zu beachten!

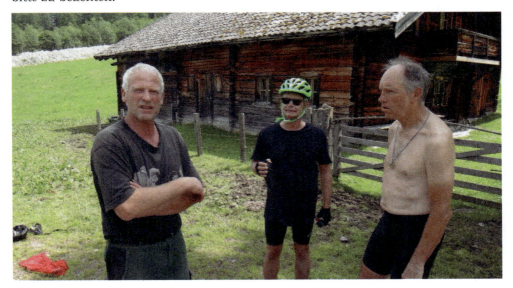

Die Abfahrt erinnerte mich stark an jene vorgestern von der Sticklerhütte, Marke herausfordernd. Alles ging aber gut, und über Flachau (wo sich französische Jugendliche auf Schullandwochen im Klettergarten und Badeteich tummelten) und Eben (kleines Rätsel: wie ist die Topografie in dieser Gegend?) ging es nach dem Anstieg nach St.Martin zu unserem Ziel, dem Oberlauf der Lammer in Lungötz. Später würden Peter und ich uns entsinnen, schon 2012 auf der Watzmann-Hochkönig-Tour hier durchgekommen zu sein.

Wir hatten nur vier Stunden in den Beinen, d.h. es blieb genügend Zeit um die Freuden der tollen Wellnessinfrastruktur des Lämmerhofs zu erkunden. Sauna bestens, Dampfbad schön heiß, aber der Whirlpool schlug sogar den Jacuzzi von Stuben. Von der Position dieser beiden Helden aus blickten sie durch die völlig verglaste 270° Wand hinüber zum Tennengebirge bzw. Gosaukamm. Sehr fein.

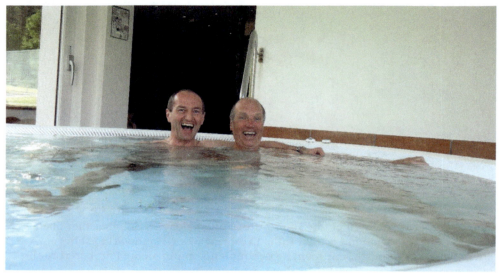

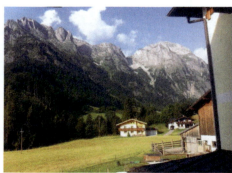
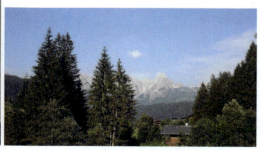

Tennengebirge   Gosaukamm

Heute war auch ein weiterer Weberknecht angesagt, Peter von Gmunden, langjähriger Wegbegleiter, nicht nur mit Drahteseln. Pünktlich zum Bieraperitif traf er ein, das nenne ich Nase.

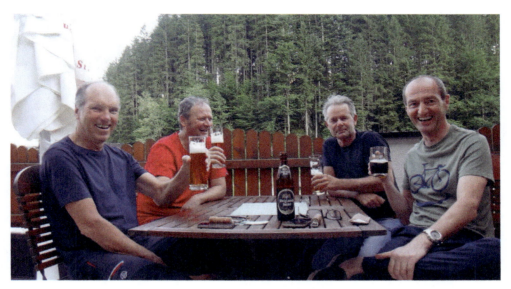

Zum Abschluss des Abends und zur Feier der unfallfreien Ankunft des Begleiters aus dem Salzkammergut veranstaltete Rudi einen Diavortrag mit den besten Gruppenfotos der Tour. Wir schliefen ermüdet ein, nicht beim Vortrag, Gott behüte, sondern nach ausführlicher Besprechung unermüdlicher Selbstversuche mit Hopfen- und Rebensäften.

Wieder glutete die Sonne von einem wolkenlosen Himmel herab. Ich dankte Petrus für diese Gnade in meinem Morgengebet. So viel Wetterglück hatte ich nicht zu hoffen gewagt. Bis auf die Silvretta war es praktisch immer schön gewesen bisher.

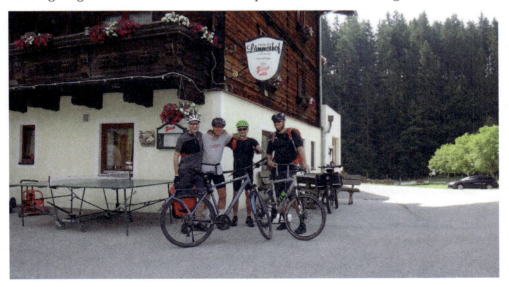

In Abtenau, dem ersten Stopp nach Lungötz, suchten wir ein Radgeschäft auf. Dort trafen wir den ultimativen radtechnischen Restlverwerter. Der Mann hatte tatsächlich aus bereits aussortierten Komponenten einen Eigenbau so hingezaubert, dass unserem Technikprofessor Dipl.Ing. Lercher glatt die Spucke wegblieb.

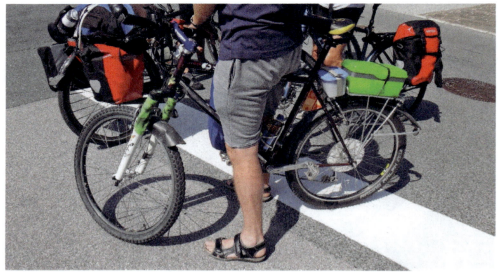

Man beachte die high-tech Fußbekleidung.

Rudi nahm meinen Hinweis auf die schönste Fortsetzung von Abtenau hinunter nach Voglau nicht ernst, jene Strecke, die Regina und ich auf unserem Leonhardsweg 2016 heraufgewandert waren, dem lieblichen Flusstal folgend, sondern vertraute ausschließlich seinem Navi. Fehler. Wieder war ich mit einer MTB-Strecke konfrontiert. Ich musste nicht nur absteigen, sondern Rudi sogar bitten, auch mein Rad hinunter zu schieben. Was er auch con gusto übernahm.

Am sehr schönen Lammerdurchbruch, den Lammeröfen vorbei, erreichten wir vor Golling die Salzach. Sie hatte mich wieder.

Dafür verlor ich Dr.L., der mit mir per ÖBB nach Salzburg fuhr, und sich dort am Bahnhof von mir nach Wien verabschiedete. Ich sollte ihn aber unerwarteterweise wiedersehen, Details dazu später.

Erstmals hatte Victor den weber´schen Rucksack am Bhf. Golling übernommen. Er und Peter wollten die gesamte Strecke radeln, ich nicht. Also nahm ich die S2 von Salzburg nach Eugendorf. Fast. Denn ich verpasste den Ausstieg und musste mich dann von der nächsten Station Seekirchen zurück nach Eugendorf abstrudeln, ohne Navi und ohne Karte und mit einem nur rudimentären Plan, nämlich der Bahnlinie entlang.

Ich wurde aber entschädigt. Denn das Gasthaus, in dem wir auf Empfehlung meines Lieblingskunden Gerald Minniberger untergebracht waren, ließ mein Herz höher schlagen. Sicher schon uralt, mit Stil und Gefühl modernisiert, mit einem idealtypischen Gastgarten (Kiesbett, Riesenkastanien) und einer Dependance mit Freibad – der Holznerwirt.

Ich bezog mein Zimmer, zog meine Badehose an, und war schon draußen im Garten, wo das kühlende Nass meinen Körper köstlich umhüllte.

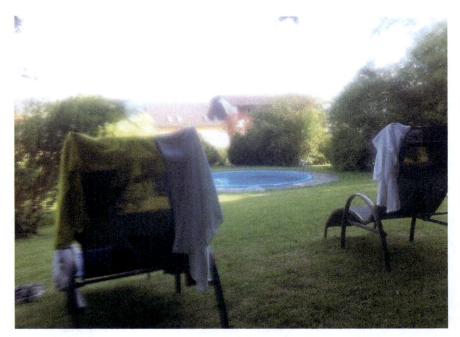

Minniberger und ich hatten für den Abend ein Treffen vereinbart. Ich sandte ihm also ein SMS, in dem ich ihn aber schon auf meine Krankheit vorbereitete.

Kurz danach trafen Peter und Victor ein. Peter hatte noch immer seine alte FELT-Reiben und hatte versucht, damit Victors E-Bikehinterrad zu halten. Das Ergebnis: Schmerzen, jede Menge Krämpfe, Chinin-Tabletten.

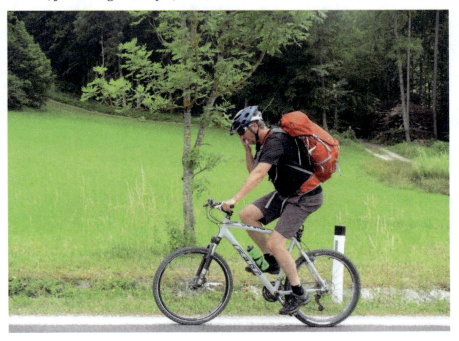

Ich setzte mich in den Gastgarten und wartete bei einem kühlen Stiegl auf Minniberger. Lässig aus seinem Cabrio steigend begrüßte er mich ob meines SMS ziemlich erschüttert. Praktisch zur gleichen Zeit begrüßte uns beide der nächste gerade angekommene Weberknecht, Fredl. Zu dritt saßen wir also, als ich die Genese meines Verfalls darlegte. Bei Minniberger spürte ich echtes Mitgefühl.

Als Peter und Victor dazu stießen, wurde schwupsdiwups ein großer Tisch unter der Kastanie für uns hergerichtet. Es wurde ein perfekter Abend. Wir aßen hervorragend (Super Goldbrasse!), tranken eine Flasche Riesling nach der anderen, und unterhielten uns prächtig bis halb 12 im Freien. Als wir zahlen wollten, hatte Minniberger schon die Rechnung übernommen – ein wahrlich guter Mann.

Am nächsten Morgen, nach einem Besuch des Pools und einem feinen Frühstück war die Vierbande zu neuen Taten bereit.

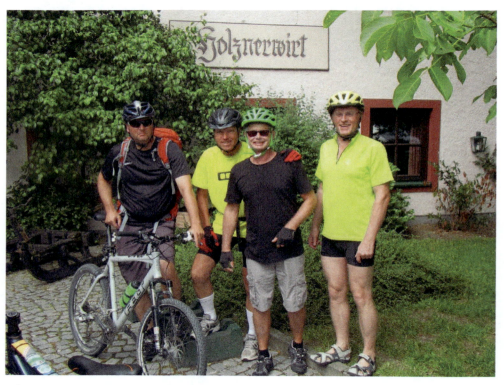

Wir waren im Bundesland Salzburg, also musste es der Mozartweg sein. Dieser war zwar als Weg unspektakulär, aber an diesem Freitag erlebte ich meine schnellst jemals gefahrene Strecke in der Ebene. Der Westwind hatte Sturmstärke. Mit diesem Wind im Rücken erreichten wir für mich unfassbare 40 km/h, auf der Geraden!

Bei St. Lorenz (Namenspatron meines Enkelsohns) erreichten wir den Mondsee, und radelten am Ufer entlang bis Schafling, wo wir Mozart verließen (wir waren ja schließlich in Oberösterreich). Von dort ging es weiter bis Unterach am Attersee.

Ich kann nur bestätigen – das Salzkammergut kann schon was.

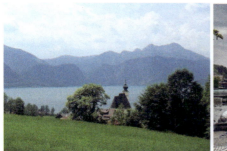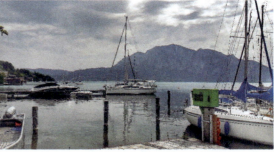

Nach der obligaten Kaffeepause mit der in dieser Gegend obligaten Schnürlregen-ouvertüre (Petrus beließ es bei der Ouvertüre), folgten wir dem Ufer bis Steinbach. Am Weg dorthin sahen wir aus nächster Nähe, wo und wie russische Oligarchen und heimische Geschäftsleute das Ergebnis ihrer Plage und Mühsal verwirklichen. Wäre ich nicht von der Todsünde des Neides frei, hätten sich meine Nackenhaare hier wie Borsten aufgestellt.

Die einzige Bergwertung heute war die Großalmstrecke hinauf zum Teich der Taferklause, gute 300 hm. Eigentlich nicht viel, trotzdem zäh und anstrengend.

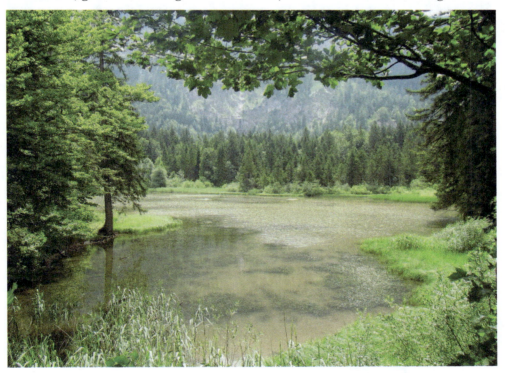

Die Abfahrt vom GH Großalm hinunter nach Altmünster war dafür Genuss pur, hätte durchaus noch länger sein können. Peter empfahl zur Stärkung Steckerlfisch auf rustikale Art und wir folgten dieser Empfehlung willig.

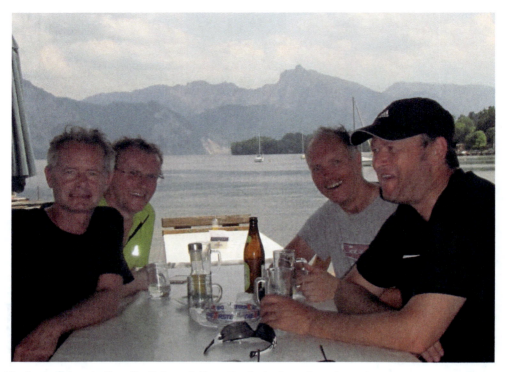

So lasse ich mir Rustikalität gefallen. Puristisch auf Papier mit Brot und Bier dazu, so wird der auf den krossen Punkt gegrillte Saibling oder Reinanke serviert. So gut, dass wir dieses Seelokal auch zum Abendessen wählten. Und die Lage, kitschig schön, frage nicht.

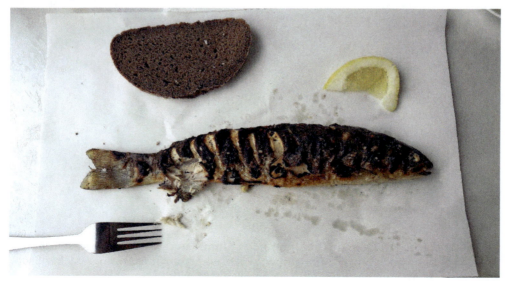

Victor musste hier Abschied nehmen, seine kroatische Datscha verlangte nach seiner Anwesenheit. Fredl übernachtete im ersten Haus am Platz, im Hotel Schwan. Auf dem Weg dorthin konnten wir uns bei einer Exhibition am Rathausplatz vom

Talent des Hofinger-Buam Matteo überzeugen. Hier wächst ein zweiter Pöltl heran. Und ich durfte mich zum zweiten Mal auf der Tour privat einquartieren, bei Peter in Gmunden. Da kamen beim Anblick des Sternenhimmelteppichs starke Reminiszenzen auf, hatten doch Regina und ich in grauer Vorzeit schon einmal diesen Raum als Gäste genutzt.

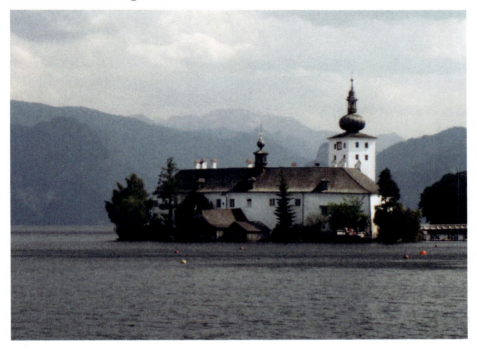

Das Zimmer befand sich in der Nähe des Schlosses Orth, nicht drinnen.

Peter und ich nutzten Alfreds Quartier gleich um ihn dort beim Frühstück zu begleiten. Sehr nett, auf der Terrasse, mit Blick auf den See und um die Zeit noch nicht voller Touristenhorden. Fredls Erlebnisse mit der ÖBB sorgten für erheiternden Gesprächsstoff.

Der Traunradweg war leider gesperrt, so dass wir die Straßenverbindung via Scharnstein ins Kremstal wählen mussten. Der Rückenwind war noch immer eine propere Anschubhilfe, die Straße aber eher popo, mit viel Verkehr und ständigem auf und ab. Nach Scharnstein (Gruß an die Steinhäusler-Brüder) begann der lange Anstieg zum Ziehberg, weiter auf der Straße. Die einzige Entschädigung waren die folgenden geilen Serpentinen hinunter ins Kremstal. Endlich erreichten wir einen Radweg, den des Kremstals. Bis zum Klausnersee völlig uninspirierte Wegführung, mit diesem Weg werden die Kurssetzer nicht berühmt werden.

Endlich eine Attraktion, als Zuschauer natürlich – Bungeejumping an der Staumauer. Ich bewundere ja die Burschen (und auch Mädels), die sich dort in die Tiefe stürzen, nämlich ihr Vertrauen in das Seil und die korrekte Höhen-kalibrierung. Ich hätte das nicht, das Ganze erschien mir viel zu filigran zu sein. Egal, sie sprangen und überlebten.

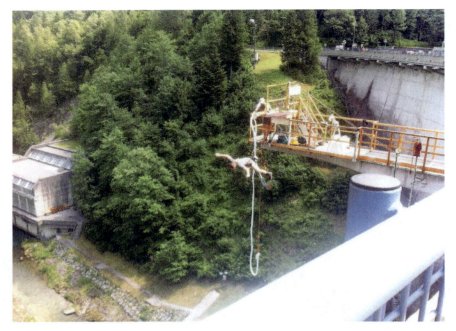

Nach einer kulinarischen Niederlage im Gasthaus am Stausee in Form eines verfetteten Steckerlfisches setzten wir unseren heutigen Giro di delusione ins Steyrtal fort. Der gleichnamige Radweg ist nur in Spurenelementen vorhanden, d.h. es folgte wieder die beliebte vielbefahrene Bundesstraße. Erst ab St. Pankratz erbarmte sich die Madonna del Ghisallo, Schutzpatronin der Radfahrer, unsereiner und ließ diesen Tourtag in einer netten Strecke entlang der Teichl doch noch erbaulich ausklingen.

Wieder einmal hatte ich heute einen 1000er geknackt, obwohl nur der Ziehberg als Bergwertung durchgeht. Aber das ständige rauf runter läppert sich. Daher war Prio Nr. 1 nach Ankunft im Hotel Rössl in Windischgarsten - ein Getränk. Prio. Nr. 2 war klarerweise eine Dusche. Die Hausinstallation aus 1934 ließ Böses erahnen.

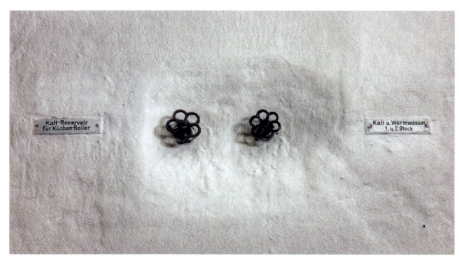

Aber nein, im Gegenteil. Fredl und ich durften uns eine Suite teilen, zwei Schlafzimmer mit gemeinsamem, modernen, bestwasserversorgten Bad. Wir schafften es, die Benützung dessen ohne Raufhandel abzustimmen. Mein Zimmer hatte sogar einen Balkon, was sich für die Trocknung meiner hygienisierten Wäsche als großer Segen erwies. Für meinen Schlaf weniger.

Obwohl mir im gegenüberliegenden Gasthaus zur Sonne die beste Leber seit Jahren serviert wurde und drei Viertel Riesling eine solide Grundlage für das Land der Träume hätten bilden sollen, war dem mitnichten so. Beim Schlafengehen dröhnte die lokale Schwermetallband aus einem Hinterhof herüber, die Bassfrequenzen meine Glasmenagerie fast zersprengend. Schlecht. Aber um Punkt 1.23 Uhr zog eine grölende Meute durchs Haus und machte es sich schreiend gemütlich. Ganz schlecht. In der Früh war mir nicht wirklich gut.

Besser wurde meine Stimmung als Ilse, die Berggämse, und Helmut als motorisierter Gepäckträger auftauchten. Von Windischgarsten aus kletterte die Straße langsam aber stetig steigend hinauf zur Grenze Oberösterreich – Steiermark, dem Hengstpass. Wettermäßig war es so wie es sich im Reichraminger Hintergebirge im Sommer geziemt – trüb bis nieselnd. Überraschend war dafür die Hütte auf der Passhöhe, mit schönem Naturparksortiment und Radpickerl! Damit konnte ich meine Sammlung komplettieren, Silvretta, Gerlos, Ma. Luggau, Radstädter Tauern, Hengst. Machte sich schon gut auf meinem Cube, keine Frage.

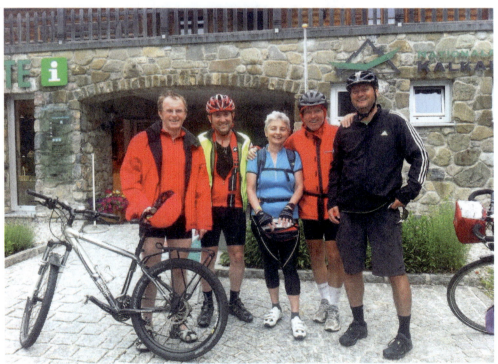

Helmut hatte sich schon für die Abfahrt adjustiert. Sein Lächeln verrät, dass er wusste, was auf uns zukommen sollte. Nichts Geringeres als eine der schönsten Abfahrten überhaupt.

Der Laussabach kämpft sich in Mäandern durch das Hintergebirge hinunter zur Enns, und die Straße folgt ihm dicht auf den Fersen. 20 km lang und 600 hm bergab fuhren wir durch diese fast unberührten Kalkalpen, zwischen gezackten Felsformationen und rauschenden Wäldern, unter einem sich zunehmend verfinsterndem Himmel. Mit Glück, weil wir so schnell waren 😊, erreichten wir die Enns noch trocken, aber auf dem Weg nach St.Gallen (Stmk. natürlich, die Schweiz hatte ich schon hinter mir), in Weißenbach, mussten wir, als wir die ersten Großtropfen spürten, in die erstbeste Bäckerei flüchten. Und dann brach die Hölle los.

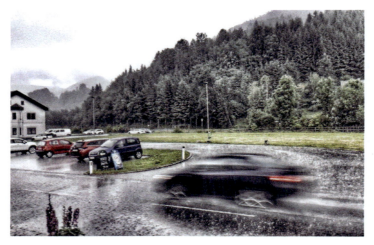

Schnell war der Entschluss gefasst – alle außer Peter würden mit dem Touran zum Tagesziel aufbrechen. Und Peter würde bis zu einer Regenpause warten, um es geschwind den halben Kilometer bis zum Bahnhof als Trockener zum Zug zu schaffen. Der Plan war gut, allerdings gab es keine Regenpause. Triefnass, so erzählt er, war die Heimfahrt aus der Abteilung „verkühle dich täglich".

Wir Glücklichen hatten Ing. Baminger. Vier Räder zu montieren bedurfte schon eines ausgeprägten technischen Könnens, Chapeau. So kamen wir trocken zum Jagdschloss Kassegg. Schlecht?

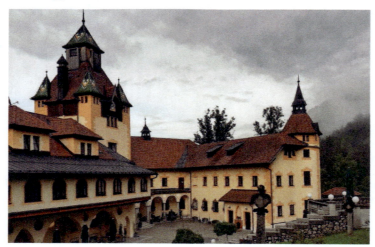

Ich war bei der Planung der Tour durch Zufall auf diese außergewöhnliche Herberge gestoßen. Diese wildromantische Anlage liegt ja abseits aller Verkehrsrouten, und hätte mich nicht die mir ohnehin bekannte Strecke entlang der Enns dazu veranlasst, eine für mich neue Route nach Hieflau zu suchen, hätte ich Kassegg nie gefunden. Und das wäre jammerschade gewesen.

Denn dieses von einem bayrischen Industriellen 2011 renovierte und als Hotel eröffnete Schmuckstück hatte Ausstrahlung, bot eine gute Küche, eine kleine, feine Sauna, einfache, aber saubere Zimmer (ohne TV!) und war derart preiswert, dass ich zunächst an einen Fehler dachte, z.B. 4-gängiges Abendmahl um € 18. Da wir früh dran und zu viert waren, drängte sich eine Tarockpartie geradezu auf.

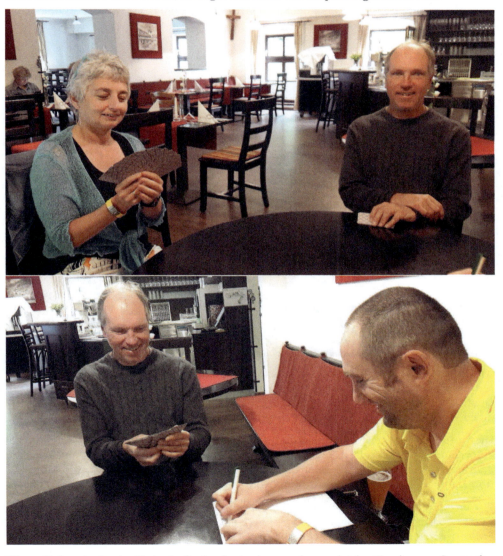

Wenn Helmut wie ein Hutschpferd grinst wissen wir – er ist im Gewinnen. So auch hier, +164 Punkte ist schon ein nettes Zubrot für die Rupferwertung.

Helmut drängte zum Aufbruch nach Admont, wo Ilse und er bei seinen Eltern übernachten konnten, so dass Alfred und ich das Schloss fast für uns alleine hatten. Das sollte sich am nächsten Tag ändern, als ein Autobus von Schulkindern in das Haus einfiel. Aber da waren wir ohnehin schon am Aufbrechen.

Vom Erbsattel, dem Standort des Schlosses, ging es wieder einmal hinunter ins Ennstal, dieses Mal nach Großreifling. Hemut und Ilse hatten sich uns nach dem Frühstück angeschlossen, wobei die Arbeitsteilung der beiden unverändert blieb – Herrenfahrer lassen fahren, bergab das eigene Rad und die Partnerin das Auto (mit unserem Gepäck, daran hätte ich mich richtig gewöhnen können). Die Abfahrt auch hier ein Genuss. Weniger genussvoll ging es auf der Bundesstraße nach Hieflau zu, aber das passte irgendwie zum besagten Ort. Ein Bild völliger Tristesse (nicht wir zwei, der Ort!),

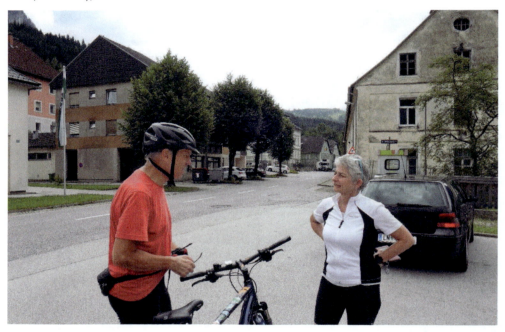

wobei sich diese auch an unseren Gesichtern ablesen lässt. Georg, Sepp und ich hatten schon 2010 auf unserer Kalkalpentour versucht, hier ein anständiges Gasthaus zu finden – Fehlanzeige. Das einzige Lokal war damals eher eine Parodie eines Wirtshauses. 2017 war auch die Parodie geschlossen.

Hier und auch später in Eisenerz manifestiert sich der ökonomische Niedergang einer ganzen, einst stolzen Region. Das Land der Hämmer ist nunmehr ein Land der Jämmer, mit verfallenden Häusern, massiver Landflucht, wo nur noch die Alten und Immobilen übrig bleiben, und spürbarer Perspektivenlosigkeit.

Wir bogen also vom Gesäuse ab und folgten der Eisenstraße, zum Teil auf einem Radweg, zum Leopoldsteinersee. Dort folgte die erste Stärkung und der Fahrerwechsel. Ich kannte diese Gegend noch überhaupt nicht, und war sowohl vom See als auch vom danach folgenden Erzberg ziemlich beeindruckt.

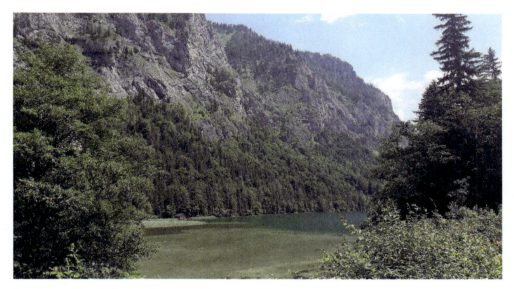

Der Leopoldsteinersee, kurz vor Eisenerz.

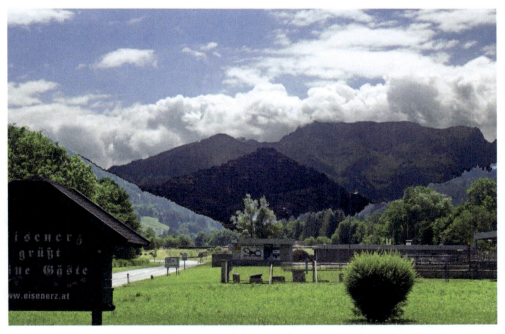

Der Erzberg erinnerte mich an einen Maya-Tempel, nur 10mal so groß. Angeblich wird heute dort mehr Erz abgebaut als je zuvor, nur mit 10mal weniger Arbeitern. Kein Wunder, dass die Leute abwandern.

Als wir durch Eisenerz durchfuhren musste ich folgendes Artefakt festhalten, denn dieses Bild sagt wirklich mehr als 1000 Worte.

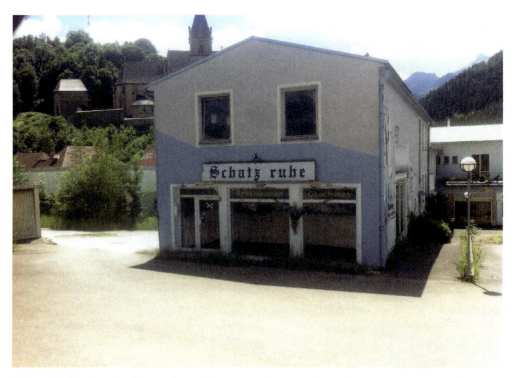

Meine Gedanken kreisten aber schon woanders. Helmut hatte uns gewarnt, dass der nunmehr zu überwindende Präbichl Steigungen von über 20% aufweisen sollte, und Gepäck hin oder her, das wäre mehr als herausfordernd gewesen.

Gottseidank irrt auch Prof. Baminger von Zeit zu Zeit. Die 574 hm hinauf zur Passhöhe zogen sich zwar schon dahin, aber mit max. 10%, so dass ich in einen richtig guten Flow hineinkam, wenn man von einer gefühlten Körpertemperatur von ca. 40° C absieht. Ilse hatte mechanische Probleme, die von Fredl und Helmut behoben werden konnten, und mit Helmuts Stärkungen in Form von Wasser (zum Schlucken), Mannerschnitten (zum Reinbeißen) und Stinkkäse (zum Davonfahren) schafften alle drei diesen Berg. Dass auch hier oben nichts offen hatte, brauche ich nicht weiter zu erörtern.

Nicht weiter zu erörtern muss ich auch das Denkmal auf der Passhöhe. Unfassbar.

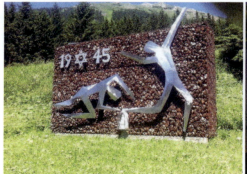
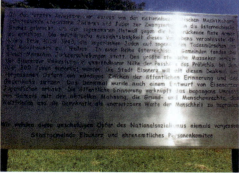

Wieder Radfahrerwechsel. Helmut bereit zu neuen Taten. Und ab die Post! Zunächst Schotterpiste, wo ich gezwungen war, die Traktionsgrenze meiner Trekkingreifen zu erkunden, 1. Adrenalinschub, dann wilde Bundesstraßenpartie mit 70 km/h, zum vierten Mal auf der Tour, 2. Adrenalinstoß. Über St. Lorenz (wieder einmal) rasten wir talwärts, vorbei an Vordernberg (ältester Hochofen Österreichs) und Donawitz (die Hochöfen sind inzwischen etwas gewachsen) hinein nach Leoben, unserem Tagesziel.

Auch diese Stadt war für mich neu. Ich hatte im Vorfeld ein eher negatives Bild im Kopf, von wegen Industrie und so. Die Überraschung war daher umso größer, dass diese zweitgrößte Stadt der Steiermark einiges zu bieten hatte. Nicht das Hotel, das war seelenlos. Aber schon einmal der Hauptplatz mit einigen sehenswerten Bürgerhäusern. Hier speisten wir noch einmal gemeinsam bevor das Sherpa-Paar Wenger-Baminger sich verabschiedete, zum letzten Mal auf der Reise.

Leobens Altstadt liegt auf einer Quasi-Halbinsel der Mur. Zufällig entdeckten Fredl und ich einen Stadttorturm mit Cafeterrasse ganz oben, mit toller Aussicht, und gutem Bier – Gösser, erraten.

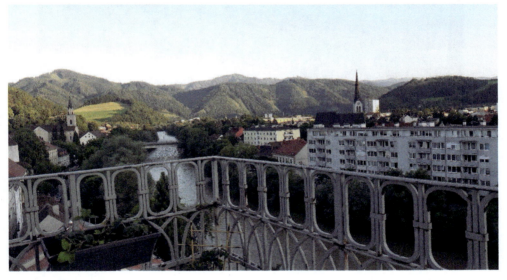

Doppo abbiamo trovato una gelateria di veri Italiani di Puglia. Ho devuto prendere due porzioni di caffè freddo con gelato alla vaniglia e panna montata, Lo mi ha piacuto molto. Cosi era bene.

Um 8.40 Uhr trafen die nächsten zwei Weberknechte ein, Jean-Luc und Norbert. Um 9.15 Uhr prackte es mich beim Öffnen der Hoteltür aber sowas auf meinen Allerwertesten hin, dass ich noch zwei Wochen danach beim Sitzen daran erinnert wurde.

Das war ein klares Signal für mich – Emil, der gestrige Tausender gebietet heute eine Entspannungsetappe. Also übernahm Noschi meinen Rucksack, Fredl meine schweren Sachen im eleganten Plastiksackerl und so verließen wir gemeinsam Leoben, kamen im Murtal bald nach Bruck, und verabschiedeten uns dort am Bahnhof. D.h. ich nahm den Zug nach Mürzzuschlag, und die anderen den Radweg. Um 12.05 stand ich am Stadtplatz dieser Mürzmetropole, um 5 Minuten zu spät. Denn außer einer Bäckerei war alles zu. So sieht es aus in einem zentralen Ort des Landes, tote Hose zu Mittag. Die einzige Auflockerung war animalischer Natur, ein einzigartiges Naturschauspiel, in Form einer gemeinen Haustaube, die beschlossen hatte, sich etwas aus dem Schaufenster der Bäckerei zu stibitzen. Ihre Rechnung ging nicht ganz auf, da ihr Taubenhirn schon wieder vergessen hatte, wie der Rückweg funktioniert.

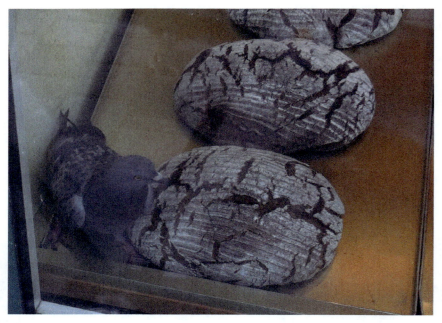

Die Tauben verdienen ihren Ruf zu Recht.

Nach drei Stunden eher sinnlosen Wartens trafen meine drei Weberknechte endlich ein und wir konnten auf einem äußerst angenehmen Radweg (Ex-Bahntrasse) mürzaufwärts das nette Tal auf uns einwirken lassen.

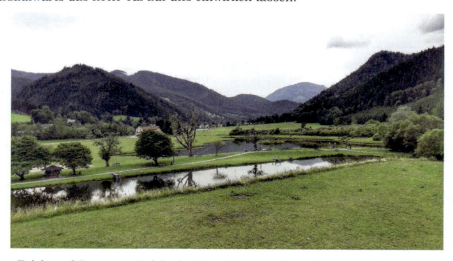

Diese Teiche gehören zum Teichwirt Urani. Dort trafen wir so zeitgerecht ein, dass wir noch Zeit hatten, schwimmen zu gehen. Leider bedeutete der einsetzende Nieselregen das baldige Ende dieses Vergnügens (das Wasser war perfekt temperiert). Jean-Luc warf sich nach seinem Schwimm in Schale - bereit für seine erste Lektion.

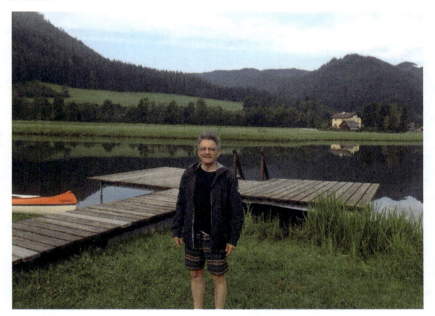

Diese hieß „Einführung in das Rätsel, warum erwachsene Menschen stundenlang mit komischen Karten mit römischen Ziffern spielen". Mehr als das erste Kapitel schafften wir nicht, da die Konzentrationsfähigkeit eines Mitspielers auf Grund übermäßigen Konsums des GV vom Nigl massiv einbrach.

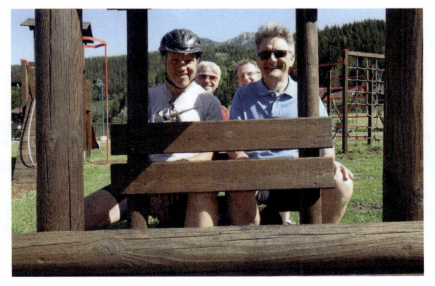

Aber immer wieder geht die Sonne auf. Und wie die aufging am nächsten Morgen, da freute sich die Viererbande.

Heute standen die letzten beiden Pässe am Programm, Lahnsattel und Gscheid. Davor aber das kulturelle Highlight des Tages – der Münster zu Neuberg.

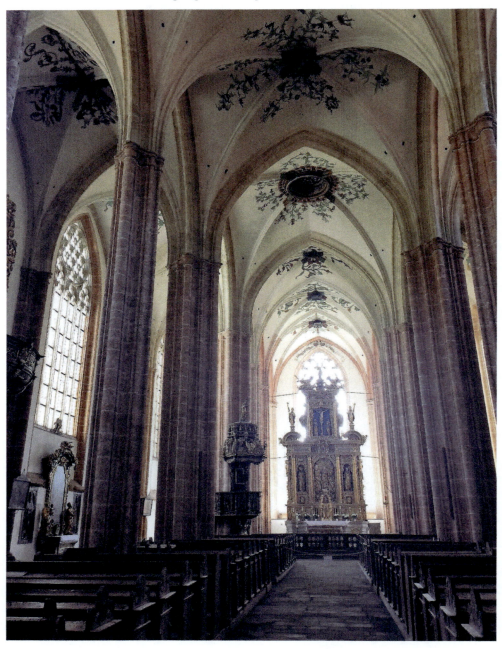

In einem Kaff wie Neuberg so fantastische Architektur vorzufinden, bleibt für mich nach wie vor eines der katholischen Geheimnisse. Gotik, Renaissance und Barock vereinen sich hier zu einem überwältigenden Ganzen. Ganz große Kunst, danke für dieses Erlebnis.

Bis Mürzsteg, wo ich ein Postkästchen für meine 29. Ansichtskarte fand, auf dem Radweg, danach auf der Straße. Hier ereilte Fredl das Plattenschicksal (Nr. 2 von 2 Patschen in Summe auf der gesamten Tour), was aber nur eine rudimentäre Unterbrechung unseres Anstiegs zur Landesgrenze Steiermark – Niederösterreich bedeutete.

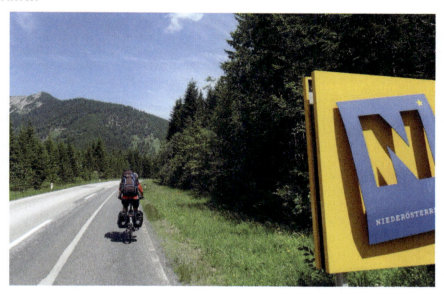

Norbert und JLD wechselten sich an diesem Passtag mit meinem Rucksack ab, Alfred war wie gewohnt der Mann fürs Schwere. Lahnsattel und Gscheid waren keine Silvretta, da hatten wir gut lachen. Bitte zu beachten meine Baumwollfunktionswäsche.

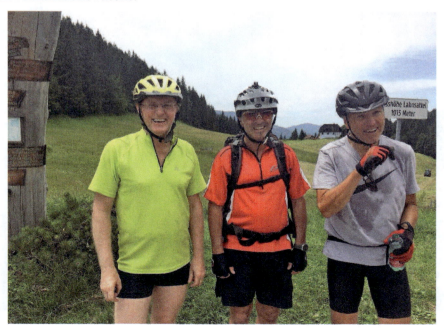

Als wir Traisen erreichten hieß es Abschied zu nehmen vom Schrecken der österreichischen Seilbahnwirtschaft, dem unerbittlichen Kämpfer für hängende und nicht stürzende Gondeln, dem wachsamen Auge der Aufstiegshilfengesetze. Und vor Allem von einem stets hilfsbereiten Kameraden – Fredl, a good sports, wie wir Kanadier zu sagen pflegen.

Die restlichen drei Musketiere kamen abends in den Genuss einer Terrassengrillerei bei Rita und Andreas in Traisen. Meine Sequenz an diesem Abend war recht einfach gestrickt: auspacken, duschen, essen, trinken, schlafen. So ging ein schöner Tag perfekt zu Ende, im neuen Haus der Jungfamilie Trost. Dass Andi auch noch auf ein, zwei Achterl vorbeischaute, eröffnete meinen beiden Freunden ganz neue Einblicke in das Treiben in Traisen.

Meine Tochter verwöhnte mich nach Strich und Faden. Das Aufwecken um sieben fällt zwar nicht ganz in diese Kategorie, aber dass sie mir ein tolles Frühstück vorbereitet, meine Sachen gewaschen und sich allerliebst verabschiedet hatte, sehr wohl. Eine kleine Falle wartete im Gästezimmer noch auf mich – der Teppichläufer. Und der dachte sich wohl: zwei sturzfreie Tage sind genug, und ging daran, mich zu würfeln. Seitdem bemüht sich der Nagel meiner linken großen Zehe abzufallen, d.h. wie bei tektonischen Platten schiebt sich der nachwachsende Nagel unter den beim Sturz Lädierten und versucht ihn zu verdrängen, gleichsam zehentechnische Alpenfaltung.

Jean-Luc und Norbert waren schon gekämmt und gestriegelt als ich sie vom lärmbelasteten GH Pils abholte, da hatten auch die Gute Nacht Pils nichts geholfen. Bis Herzogenburg blies der Rückenwind richtig stark und ebenso war der Eindruck der Stiftskirche. Wunderbare Fresken von Maulbertsch und Gran, die imposante Orgel, die perfekte Symbiose einer puristischen drei-schiffigen gotischen Ausrichtung zum Himmel mit der prallen Lebensfülle des Barock. Beeindruckend.

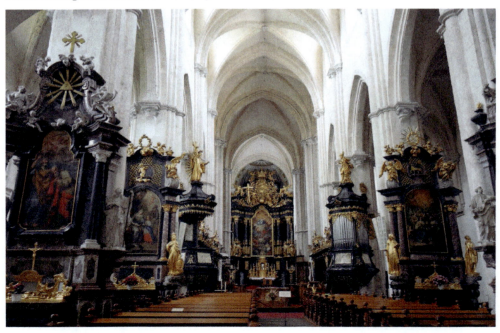

Meine beiden Kumpane waren ebenso kunstaffin wie ich und so beschlossen wir uns kurzerhand noch Göttweig anzusehen. Diese Abweichung vom Plan führte uns nach kurzem Abstecher zum Weingut unseres Finanzministers zunächst nach Maria Elend, und der Aufstieg dorthin war für den nur den Wr. Neustädter Kanal gewohnten Beutebadener das entsprechende Eigenschaftswort.

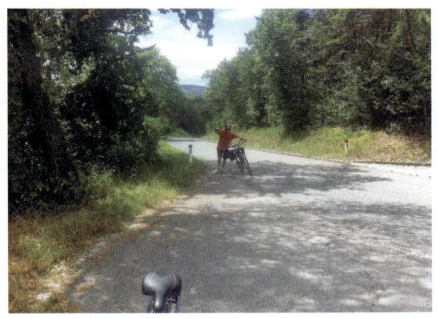

Göttweig liegt herrlich. Weniger herrlich ist die Kirche, hier wurde das Barock innen übertrieben, es erinnerte mich an dessen spanische Ausprägung, too much. Und außen wirkt das Ensemble eher kalt, fast abweisend. Nicht beeindruckend.

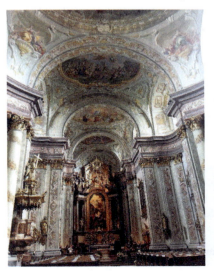
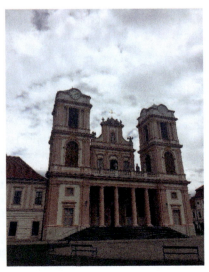

Mittlerweile, es war schon mitten am Nachmittag, hatte sich ein Gefühl der ausgeprägten Magenleere eingestellt. Da würde ja ein Heuriger in dieser bukolischen Weinlandschaft genau das richtige Gegenmittel sein, und derer sollten ja genügend zu finden sein, dieser Meinung waren wir alle. Weit gefehlt. Nach mehreren vergeblichen Versuchen wurde es schließlich der geniale Knoll in Loiben. Es gibt Schlimmeres im Leben.

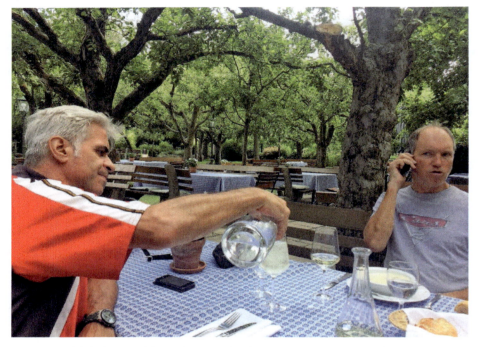

Jean-Luc und ich hatten hier schon 65 km in den Beinen und wollten diese Pause nutzen, um per Bahn auszubüchsen. Dass der Kellner kategorisch eine solche Beförderungsmöglichkeit ausschloss, kümmerte uns nicht. Ich hatte ja den Fahrplan gelesen. Die Moral von dieser Gschicht, vergiss das Kleingedruckte nicht. Dort stand: ab 1.7.2017. Heute war der 29.6. Knapp vorbei ist auch daneben.

Apropos eben. Im Donautal, aber keineswegs eben, führte uns der berühmte und entsprechend in Gegenrichtung ordentlich befahrene Donauradweg Richtung Emmersdorf. Noschi hatte auf der CZ Tour offensichtlich Muskelmasse auftrainiert, denn trotz Gegenwinds fuhr er einen 20er Schnitt, und sobald einer von uns seinen Windschatten verlor, war er wahrlich verloren.

Ziemlich geschlaucht von den knapp 100 km erreichten wir nach sieben den schwarzen Bären. Ich war ca. 1983 das letzte Mal da gewesen, mit Othmar Hill und seiner sehr dominanten Mutter. Inzwischen war das Gasthaus zu einem Riesenhotel mutiert, mit Hallenbad, Whirlpool und jede Menge Gäste, auch im Hallenbad. Die Gegenstromanlage hatte es besonders einer Schar weißrussischer Geschäftsleute angetan, die dort eine zweite Kindheit erlebten, sich freuend wie die Schneekönige.

In Erinnerung wird dieses Haus auch wegen seiner hervorragenden Küche bleiben. Das Tüpfelchen auf dem i war aber die Weinkarte – riesige Auswahl, mehr als faire Preise. Ich wählte einen 2015er Riesling Singerriedl von Hofmeister, einfach genial. Meine Freunde waren zufrieden.

7.15 Uhr: einige Längen im Schwimmbad, sehr erfrischend.

8.00 Uhr: Frühstück, sehr gut.

9.45 Uhr: Trennung von JLD und Noschi, sehr allein.

Denn sie brachen nach Osten auf, und ich nach Westen. Wieder hatte ich eine Planänderung vorgenommen, nicht in der Richtung, sondern in der Modalität. Zum letzten Mal wollte ich die Hilfe der ÖBB beanspruchen, von Melk nach Amstetten. Und zum letzten Mal fiel ich vom Rad, ungewollt. Kurz vor Melk, bei einer Kreuzung, da passierte es. Das Auto zu spät erkennend musste ich jäh bremsen, und schaffte das Multitasking – bremsen, Sattel herabsenken und Schuhe aus den Pedalhaken entfernen - nicht. Plumps, dann lag ich da wie ein Junikäfer. Autofahrer wollten mir helfen, aber selbst ist der Mann. Der Mann, also ich, stand danach mit etwas wackeligen Beinen am Perron. Die sehr adrett gekleideten jungen Damen und Herrn des Stiftsgymasiums, ihre Zeugnisse in der Hand, dachten sich wohl, ich sollte lieber mit dem Rollmobil unterwegs sein.

Egal, Treffpunkt mit Tobias war Grein. Die Strecke von Amstetten dorthin hatte ich als „Sprung" im Gedächtnis, als Autofahrer. Der Sprung waren 1,5 Stunden im Sattel.

13.15 Uhr: Grein, sehr malerisch.

14.30 Uhr: Tobias, mein nächster Weberknecht trifft ein, sehr erfreulich.

Denn er hat Georg im Schlepptau, super Überraschung! Die beiden hatten schon 80 km in den Beinen, von Krems weg. Daher stürzten wir uns auf Krautrouladen auf rumänische Art beim Donaublickwirt. Frisch gestärkt waren wir nun bereit für den Mühlviertelradweg.

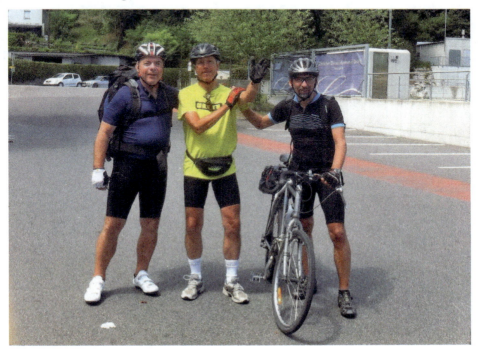

Dass es heute meine höhenmetermäßige Königsetappe werden sollte, hätte ich mir ehrlich gesagt nicht träumen lassen. Nicht die Silvretta, nicht der Gerlos, nicht sonst irgendwo in den Alpen, nein hier in der Böhmischen Masse läpperten sich knapp 1.400 hm zusammen. Unglaublich.

Klingende Namen wie Kühweid, Bad Kreuzen oder Pabneukirchen lagen aufgefädelt vor uns, als wir praktisch ununterbrochen bergauf radelten. Eine kleine Entschädigung dafür bot das Panorama nach Süden.

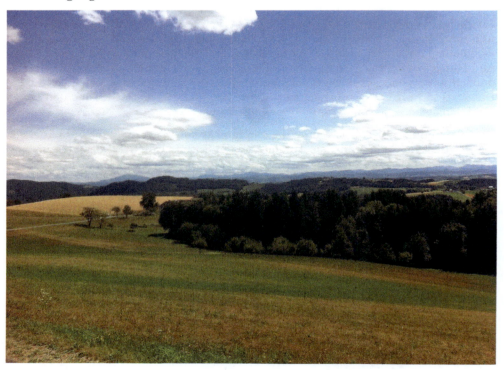

Für unseren Direktimport aus Köln war die heutige Etappe eine Premiere. Tobias brachte natürlich 2 bis 3 kg zu viel auf die Waage, und auch sein superleichtes Titan-Karbon-Palladium Rad konnte das nicht ganz ausgleichen. Physikalisch bedeutete das ein eher ungünstiges Verhältnis der notwendigen Kilowatt um die Aufwärtsbewegung auch stetig voranzutreiben. Kurz – vor St.Georgen erlebte er einen formidablen Hungerast.

Die Rettung bildete das Spar-Geschäft in St. Georgen.

Mit der Kombination aus Erdnüssen, Müsliriegeln, Schokolade und Wasser, viel Wasser konnte Tobias seine Lebensgeister wieder wecken. Georg war hier im Ort seines Namenspatrons in seinem Element, und so konnten wir seine Kunstfertigkeit bei der Befestigung seines Gepäcks zusammen mit meinem Rucksack bewundern.

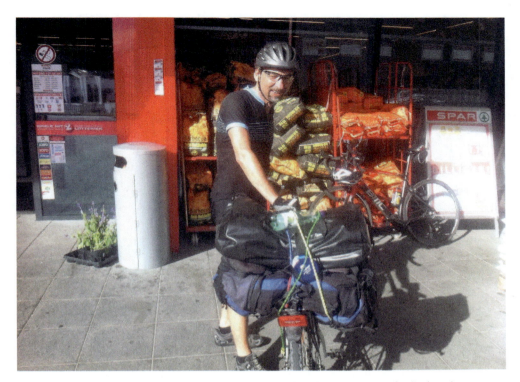

Es ging selbstverständlich weiter bergauf, x-mal „a bisserl a Anstieg", durch Königswiesen hinauf (und ich meine jetzt nicht nach Norden) bis zu einer Kurve, nach der wir in einiger Entfernung eine Kirche auf einem weiteren, hohen Hügel erblickten. Wir spürten intuitiv – dort müssten wir noch hoch. Leichte Panik erfasste mich, denn ich war hundemüde. Nicht noch ein Anstieg, bitte!

Potz Blitz, meine Bitte wurde erhört.

18.45: Eintreffen in Unterweißenbach, sehr langer Tag.

Das Hotel Fürst war wenige Meter später erreicht. Das sehenswerte Dampfbad (Stein/Emailkombination) dampfte, das Bier schmeckte, das Gewitter regnete, und ich wusste – das Waldviertel ist nah, 9 Monate Winter und drei Monate kalt.

Der Canada Day brach an (1. Juli, Nationalfeiertag). Ich war etwas enttäuscht, keine Glückwünsche dazu von Justin Trudeau erhalten zu haben, aber was soll man auch von einem Justin auch viel erwarten – nachzufragen bei meiner Holden, der NMS Diplompädagogin. Jedenfalls wettermäßig passte dieser Tag sowohl zu meinem Heimatland als auch zum Mühlwaldviertel. Auch landschaftlich erinnerte mich das Gebiet an Teile Ontarios; karg, bewaldet, hart, nicht gerade die Toskana. Tobias fühlte sich wie im Schwarzwald; konnte ich nachvollziehen, kannte ich ja.

Dieser Tag war in anderer Hinsicht ebenfalls besonders – der Kampursprung stand am Programm. Also, 411 hm hinauf (wie sonst) nach Liebenau. Dort warteten schon Sissi und Franz, die per Mazda von Breitenfurt heraufgekommen waren. Herzliche Begrüßung, herrliche Mohntorte, Herr, was will Mann mehr. Die Spannung stieg, als wir uns der Kampquelle näherten.

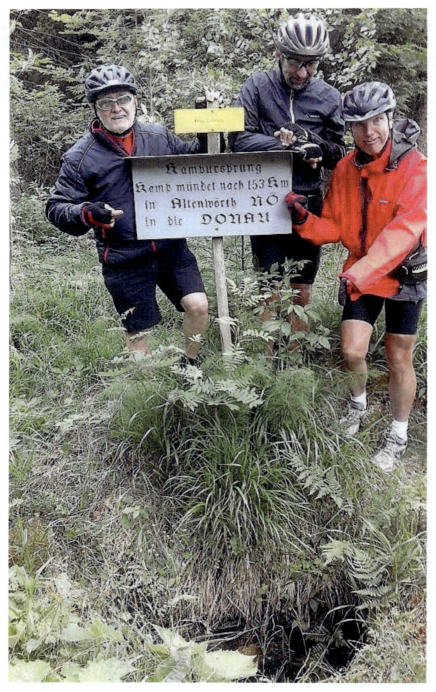

So klein und schon eine Berühmtheit. Mitten im Wald war eine kleine Pfütze zu
sehen, das war´s. Spektakulär ist anders dachten sich Georg und ich, der
Anfänge von Neckar und Donau noch gegenwärtig. Franz was eher amused.

Egal, geschaut ist auch gesehen, und so bewegten wir uns gemütlich bei stets besser werdendem Wetter nach Langschlag, gerade rechtzeitig, um noch eine Hochzeitsgesellschaft zu erleben.

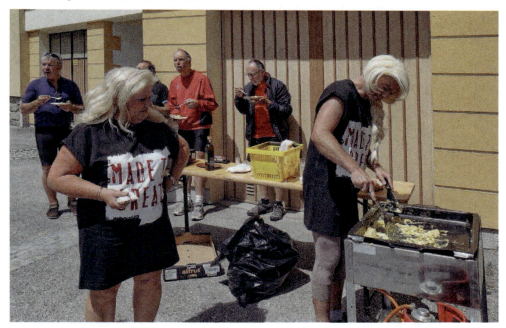

Hier war eine Straßensperre errichtet worden, Löhnung gegen Eierspeise und Bier war dabei die Devise, auch für uns Zuagroaste. Und kurz darauf tauchte noch so ein Herzugezogener auf – Rudi! Das war natürlich ein Gruppenfoto wert (man beachte das Murauer – Rudi!).

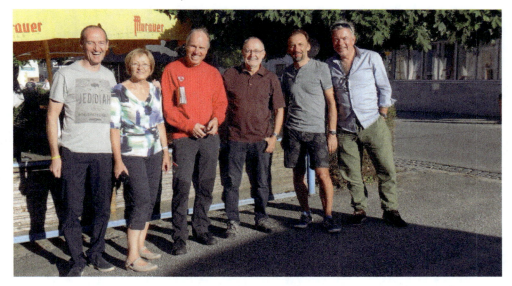

Der letzte gemeinsame Abend war extrem kurzweilig, kein Wunder bei der geballten internationalen Schmähführerriege (A, CDN, D), eines Abschlusses würdig.

Der letzte Tag brach an.

Starke Bewölkung begrüßte uns, passend zu meiner leicht melancholischen Stimmung. Fünf Wochen war ich schon unterwegs gewesen, und doch waren diese so schnell vergangen als wäre ich erst vorige Woche zur Tour aufgebrochen. Gut, dass ich mir noch ein Zuckerl bis zum Schluss aufgehoben hatte – die Thayaquelle.

Sissi übernahm das Gepäck (so ein Trossfahrzeug ist schon was Feines) und Rudi, il navigatore, das Kommando. Durch Ortschaften, wo es schien, als hätten Neutronenbomben die Straßen leergefegt ohne die Gebäude anzutasten, ging es rauf und runter. Bei einigen dieser Weiler waren die Namensgeber durchaus kreativ gewesen.

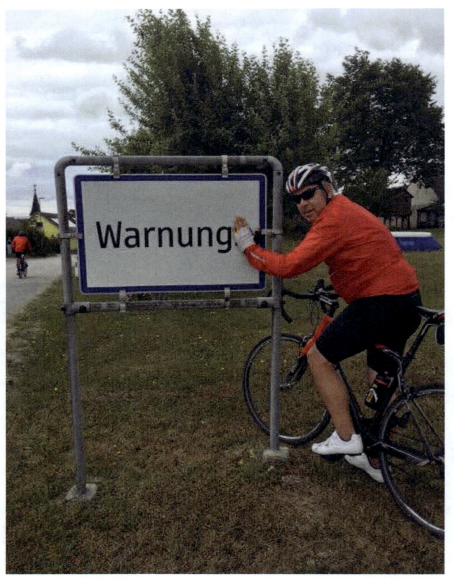

Über Münzbach und Jagenbach, dem Zentrum illegalen Biogemüsehandels, verantwortet von einem meiner Ex-Kunden, kamen wir schließlich zu unserem Mittagsziel, Echsenbach. Man sollte meinen, dass die Gegend hier eher feucht ist.

Vorher sah es gar nicht so aus. Wir waren eher baff, als wir zur Thayaquelle gelangten. Sie war trocken, nicht einmal ein Tröpfchen Wasser zu sehen!

Marketingtechnisch aber kein Vergleich zum Kampquelle. Hier wurde geklotzt, nicht gekleckert.

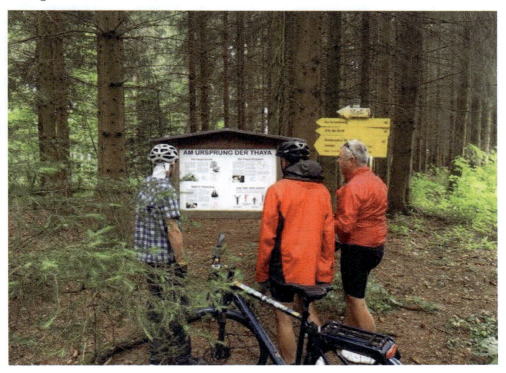

Im bereits erwähnten Amphibienort setzten wir uns zum letzten Mittagsmahl zusammen. Der Schweinsbraten beim bestbesuchten Dorfwirten (Musik und Tanz im Riesensaal neben der Gaststube waren echte Publikumsmagneten) war zum Niederknien, die Abschiedsflasche vom Schmid aus Stratzing bei Krems zum Weinen gut, und bei mir wechselte die Stimmung in einer Wechselstromfrequenz zwischen Weinen und Vorfreude. Das Angebot der Sirenen Sissi und Franz mich per Mazda direkt zum Riederberg zu meiner Allerliebsten zu bringen, konnte ich nicht ausschlagen, das war zu verlockend. Ich merkte aber bei den drei anderen, die wie ursprünglich geplant von Schwarzenau via Bahn nach Wien fahren würden, den starken Drang, mich umzustimmen, auf dass ich auch den Umweg über die Donaumetropole nehmen möge. Ich fand das ja nett, dass sie auf meine Gesellschaft bis zum Schluss nicht verzichten wollten, aber meine Entscheidung war rational wasserdicht.

Fehler. Denn wie ich später erfuhr, hätte mich eine Überraschung beim Treffpunkt Donaukanal erwartet.

Genau hier.

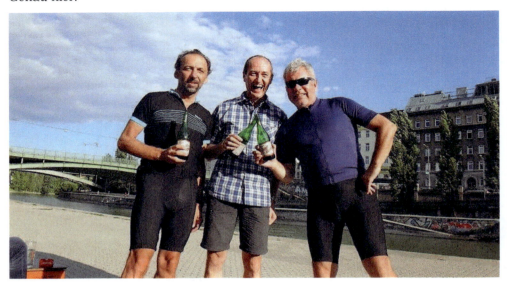

So aber brachten mich meine Freunde aus Breitenfurt wohlbehalten zu meiner Gattin, deren Überraschung nicht gespielt war. „Du hast ja so viel Gewicht verloren, mein Gott. Jetzt heißt es aufpäppeln". Wir begannen gleich damit, mit einer zünftigen Jause.

Zufrieden und glücklich im Gartenstuhl sitzend, kam mir ein lateinisches Wort in den Sinn - FINIS. Damit endete die letzte große Tour in meinem Leben.

Für die ich meinen Freunden und dem Herrgott danke, von ganzem Herzen.

Wien, am 11. Dezember 2017

Epilog

Lieber Emil!

Ich hab lange nachgedacht, ob ich Deine Krankheit ansprechen soll.
Und habe mich dafür entschieden, weil sie zu Deinem Leben gehört.
Es ist schwer darüber zu schreiben, ich versuchs trotzdem.
Du hast die größte Herausforderung angenommen,
die es in einem Leben gibt.
Mit einer schweren Krankheit zu leben und zu kämpfen.
Ich hab von Dir noch nie ein Wort der Klage gehört, Du hast noch diese
tolle Radtour gemacht, Du gehst in die Öffentlichkeit,
kommst tarockieren, reist noch mit Regina,
widmest Dich Deiner Familie,..... Deinen Freunden.
Möglicherweise wird einem das Leben noch viel bewusster und man
lebt intensiver. Du bist für mich ein großes Vorbild,
wenn nicht das Größte,...
das Leben so anzunehmen, und sich nicht vor der Welt zu verstecken.
Deine Kraft, Deine Lebensenergie, Dein Geist,... ich bin sehr glücklich,
dass wir Freunde geworden sind.
Und mit Regina hast Du eine so tolle Lebenspartnerin.

Sonja